認知症予防は絵手紙で！

頭がさえる26のポイント

理学療法士
結城俊也

YUKENSHA

はじめに

「先生、見てください」

その女性はやや紅潮した面持ちで一枚のはがきを差し出しました。そこには紙面いっぱいにみずみずしい梨の絵が描かれているではありませんか。

「これ自分で描いたんですか？」

私が半信半疑のまま尋ねると、その女性は大きく二度「うん、うん」とうなずきました。あまりの出来栄えに、私はしばらく黙り込んでしまいました。なぜ私は絶句してしまったのでしょうか。それはこの女性が脳梗塞によって、利き手である右手の自由を失った方だったからです。

「利き手交換」とは聞き慣れない言葉かもしれません。これは脳梗塞後遺症などにより、利き手が実用的に使えなくなったときに、反対側の手を実用的に使うようにすることを言います。

しかし、今まで利き手として使っていなかった手を使うというのは、なまやさしいものではありません。ましてや絵を描いたり文字を書いたりするためには、それ相応の努力が必要なことは想像に難くないでしょう。

この女性は私が理学療法士としてリハビリを担当した方でした。入院当初は利き手の自由を失ったことで落ち込んでいましたが、絵手紙を始めたことによって、生来の明るさを取り戻していきました。退院した今では、左手でかなり細やかな絵も描けるようになってきています。

彼女は言います。「私は絵手紙に救われた」と。右手が使えなくなったとき、世界はすべて灰色に見えたそうです。しかし絵手紙に出会い、無心で色をつけているうちに世界が色を取り戻したと言うのです。今、この瞬間に集中することで不安が和らぎ、生きる力が湧いてきたと語る姿が印象的でした。ちなみにこのとき差し出された絵手紙には「いまを生きる」という一文が添えられていました。

これが私と絵手紙の最初の出会いです。その後も病気を機に絵手紙を始めた患者さんが何名もいましたが、共通しているのは絵手紙を生きる支えにしていたということです。きっと絵手紙には計り知れない魅力が隠されているのでしょう。

絵手紙の創始者である小池邦夫先生は、絵手紙とは唯一無二の「私の心」を表現する世界だから、他人と比べたりするものではないとしています。また手でかいていると一人ひとりが主役になれ、日常の中で自分を出せる充実感があるとも述べています。このような小池先生の精神があふれた絵手紙には、取り組む人に自己肯定感をもたらす力があるのでしょう。そして多くの人に「いまを生きる力」を与えているのではないでしょうか。

絵手紙は絵を描く、文を書くという画文の二重唱です。また相手に思いを伝える（相手の思いを受け取る）という要素のつまった営みです。これらすべてを滞りなく行うには、理解力、判断力、想像力、推論力、記憶力など高次の認知機能が必要になります。つまり絵手紙に取り組めば、これらの認知機能を知らず知らずのうちに使うことにつながり、ひいては認知症の予防にも効果が期待できるでしょう。

本書は絵手紙を通して認知症の予防に役立てていただくための解説書です。絵手紙を行う際、ちょっとした心がけをするだけでさらに認知機能が鍛えられるポイントについて述べてあります。お手に取っていただければ幸いです。

二〇一九（平成三十一）年二月

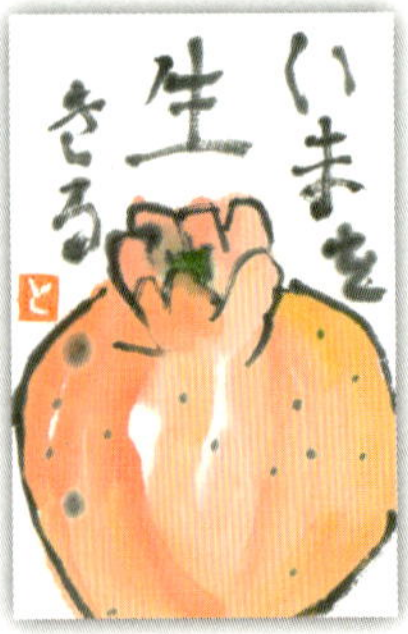

結城俊也

目次

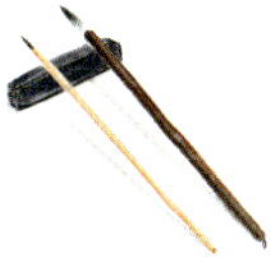

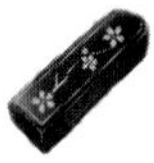

第2章◆書くことで認知機能アップ　81

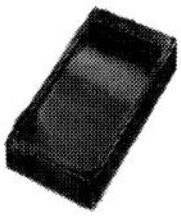

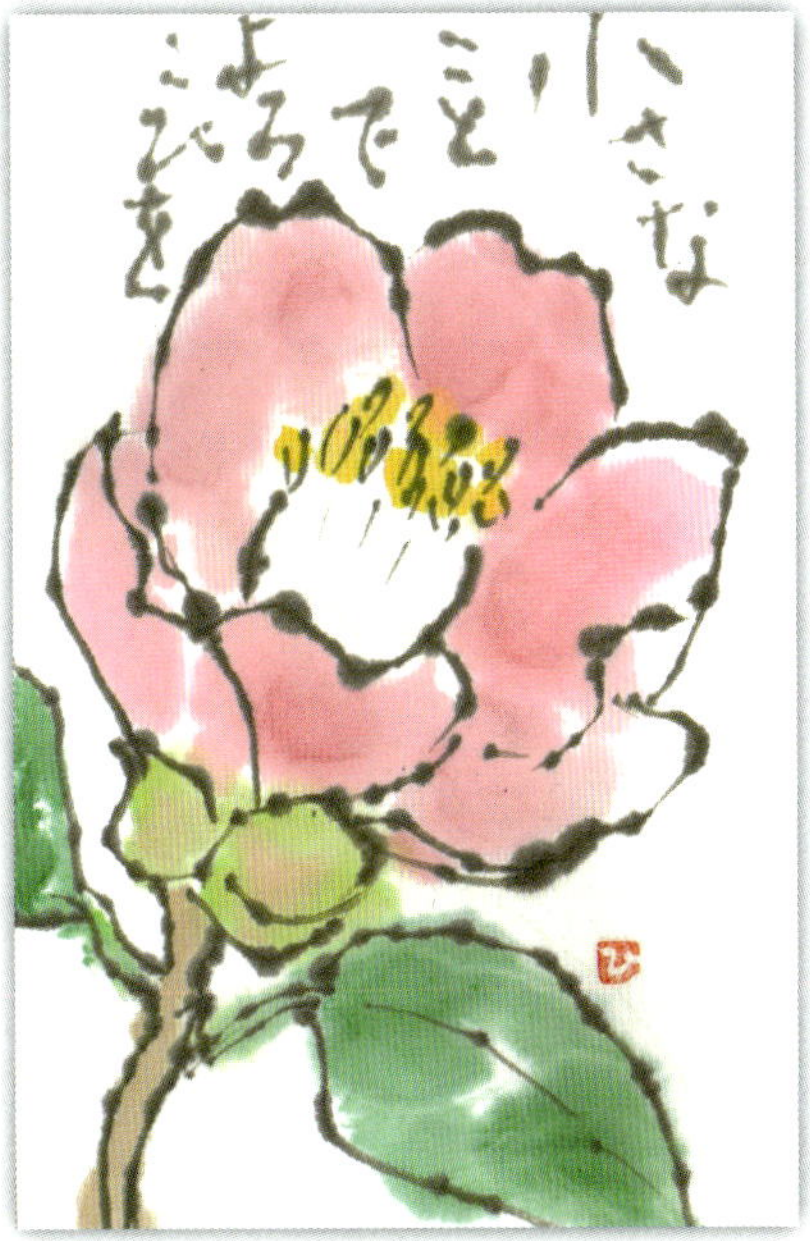

序章

なぜ絵手紙は認知機能を維持するのに役立つのか？——

過去を描くということ

私は理学療法士として四半世紀以上にわたり臨床現場に立ち続けています。理学療法士とは、病気、けが、高齢、障害などによって運動機能が低下した状態にある人に対して、運動機能の維持や改善を図る専門家です。今まで数多くの患者さんと出会ってきましたが、その中には認知症の方も大勢いました。

皆さんは認知症に対してどのようなイメージをお持ちですか。「記憶が障害されて日常生活に支障が出る」といったところでしょうか。確かに認知症になると多くの方が記憶の障害をきたします。特に新しいことを覚えるのが苦手になります。

ところが昔の記憶、例えば子どもの頃の記憶などは比較的覚えていることが多いようです。認知症の人と話していると、直近のことは忘れてしまっても、若い頃の思い出は次から次へと湧き出してきます。こういうことは決してめずらしいことではないのです。

ある高齢の認知症の方と昔話をしていたときのことです。この方が絵を描きたいと言い出したので、ノートとサインペンを用意しました。すると子どもの頃に住んでいた海辺の町の風景を描き出しました。

その町はもはや埋め立てられてしまい、当時の面影は残っていません。それでもこの方は懐かしそうに思い出を語ってくれました。普段は口数が少ないほうなのに、あまりにも饒舌《じょうぜつ》に語る姿に驚いたことを覚えています。

おそらくこの方は、五感の記憶を引き出しながら絵を描き、そして視覚化された作品から過去の思い出が引き出されたのでしょう。まさに「過去を描く」ことによって眠っていた記憶が次々に引き出されたと考えられます。

絵を描くという行為には、私たちの記憶や感情を揺さぶる秘めた力があるのではないか。きっと絵手紙にも同じような力があるのではないか。それならば絵手紙は認知症の予防にも役立つのではないか。そんなことを考えさせられる体験でした。

なぜ絵手紙は認知機能を維持するのに役立つのか？

絵手紙が認知症予防に役立つとは一体どのような理由によるものなのでしょうか。その理由を理解するためには、まず認知症および認知機能について知る必要があるでしょう。認知症とは、「正常に成人になった人が、病気や事故など何らかの原因によって脳の神経細胞が変性し、認知機能が低下して社会生活に支障をきたした状態」のことを指します。また認知機能とは具体的には以下のようなものです。

①**学習と記憶**：新たなことを学習して記憶する能力。
②**実行機能**：計画を立てる、意思決定をする、物事を正しく行うなどの能力。
③**注意**：自分の周囲のことに注意を払う能力。
④**言語**：言葉を正しく理解して語る能力。

⑤視覚構成認知：物の形や動き、空間における位置関係などを認識する能力。
⑥社会的認知：社会において他人とうまくつき合っていくために必要な能力。

以上が代表的な認知機能になりますが、これらの能力はその他さまざまな認知機能（思考、理解、判断、推論、計算など）と相まって私たちの日常を支えてくれています。これらの認知機能が衰えて日常生活に支障が生じた状態が認知症なのです。

認知症を予防するためには、これらの認知機能をできるだけ維持していく必要があります。そのための一つの方策として、知的活動の継続が効果的ではないかと期待されています。そこで本書では絵手紙を推奨したいと思います。

絵手紙は絵を描く、文を書く、相手に思いを届ける（相手の思いを受け取る）という複数の要素から成る知的活動です。楽しみながら絵手紙に取り組むことによって、知らず知らずのうちに多くの認知機能を駆使することになります。

以下にその例をあげてみましょう。

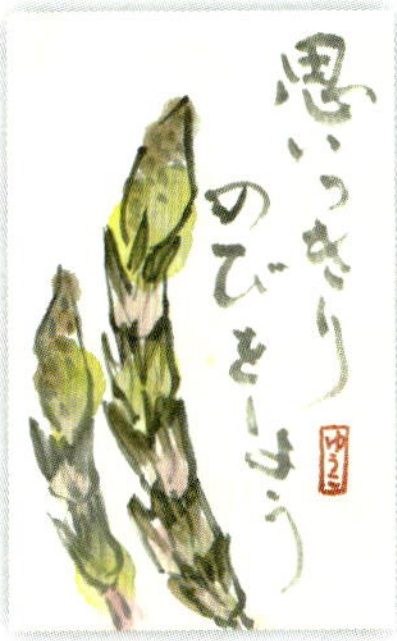

①絵を描く（色をぬる）

まず描いた絵を見定めるためには視覚を司る後頭葉《こうとうよう》が働きます。また形や色の記憶が保存されている側頭葉《そくとうよう》も働く必要があるでしょう。さらにはどこに何が描かれているかといった空間的な配置を把握することも大切です。そのためには頭頂葉《とうちょうよう》の働きも重要になるでしょう。このように絵に色を塗るためには、多くの脳機能が連携して働く必要があるのです。

②文を書く（テーマを決めて文をまとめる）

書こうとするテーマを決めるには、そのテーマについての知識やエピソードを記憶から引き出さなければなりません。さらには言葉を選び、表現を練って手紙としての体裁を整えるための文法的知識も必要となります。そして短くてまとまりのある文章を書くためには、論理的思考力と要約力が必要です。さらには彩り豊かな文章にするためには語彙《ごい》力も必要になるでしょう。

③手紙を出す（思いを伝え合う）

絵手紙のやり取りは思いの交換です。そのためには相手の気持ちを読む、共感する、行間を読む、自分を省みるなどの能力が必要です。これらは社会的認知能力と呼ばれ、社会の中で人々とうまくつき合っていくためには必須の能力です。絵手紙のやり取りは自然とこれらの能力を育むことにつながるでしょう。

どうでしょうか。いかに絵手紙が認知機能を使う活動であるかがおわかりいただけたかと思います。普段から絵手紙を通して認知機能を使っていれば、認知症を遠ざけることができるかもしれません。ぜひ皆さんも絵手紙で認知症予防を図ってみませんか。

本書の構成

本書は4章から構成されています。第1章では絵を描くことが、第2章では文を書くことが、そして第3章では仲間と交流することが、認知機能の維持に役立つことについて解説しています。また各項の最後には、その項の内容を箇条書きでまとめていますのでお役立てください。

第4章ではいつまでも絵手紙を続けるための身体づくりについて解説しています。絵手紙による長時間の座位が、さまざまな弊害をもたらす可能性もあります。そうならないための身体ケアについて述べていますのでご利用ください。

また本書には実際の絵手紙が数多く掲載されています。それらを眺めつつ、楽しみながら絵手紙の効用について学んでいただけたらと思います。本書が皆さまの絵手紙ライフに寄与できれば幸いです。

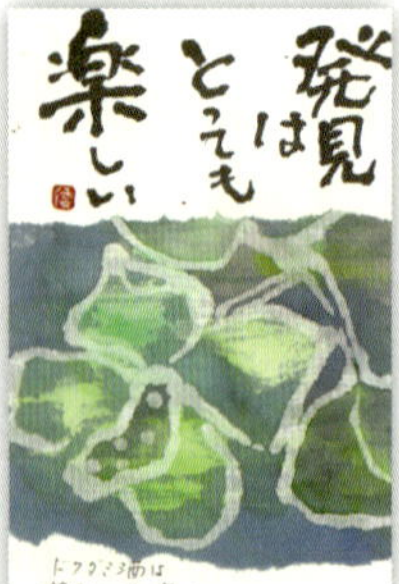

第1章　絵の力で脳を活性化しよう

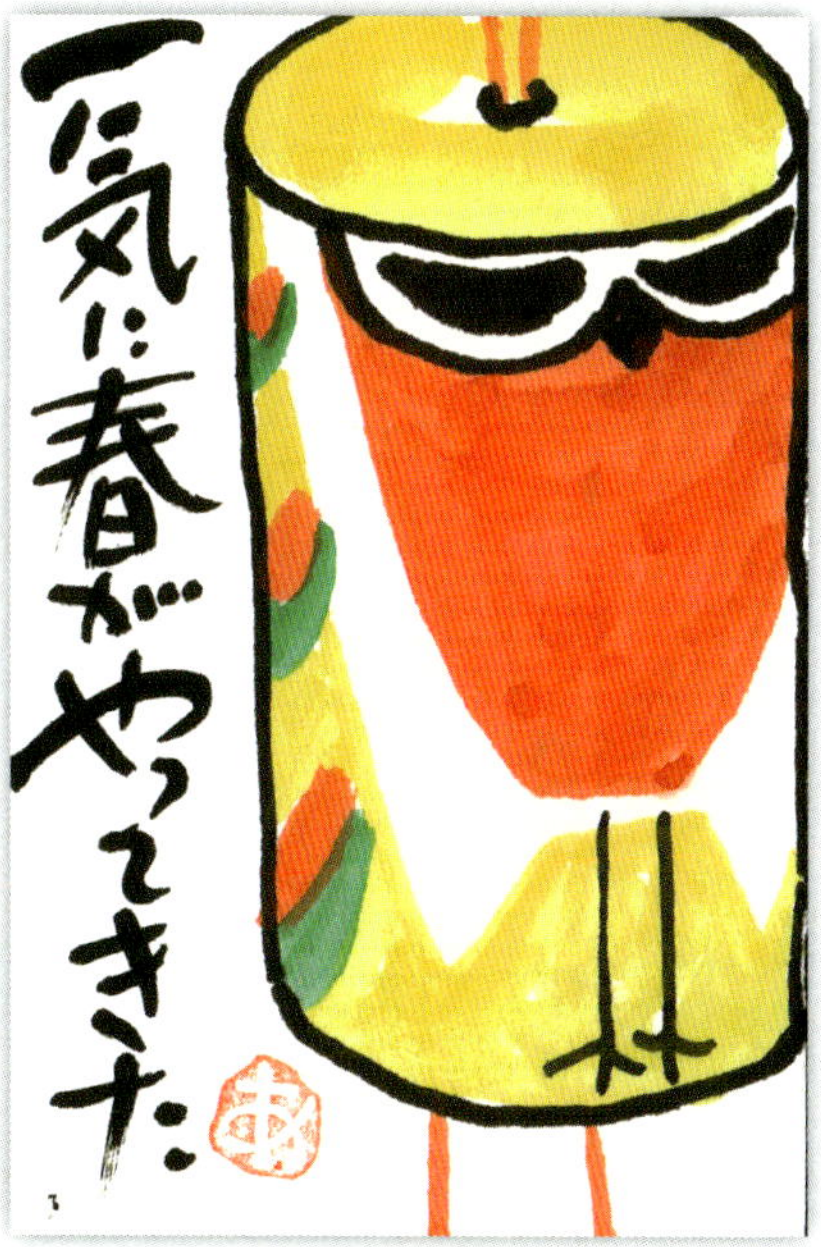

1　まずは楽しんで描いてみよう

皆さんは絵を描くのが好きですか？　この本を手に取ってくださった方は、すでに絵手紙を始めているか、もしくはこれから始めてみようかなという方がほとんどだと思います。したがって大半の方が「絵を描くのは好き」と答えるのではないでしょうか。

美術教育研究者の磯部錦司氏の著書『子どもが絵を描くとき』の中に、絵を描くことが好きか嫌いかについてのアンケート調査報告が載っています。この調査は十八～二十五歳までの男女三三五名を対象にして、二〇〇三年に行われました。「絵を描くことが好きですか」の質問に対して、「嫌い」と「今は好きだけど嫌いになったことがある」と答えた人を合わせると四七％という結果でした。また他の調査では七〇％以上が「嫌いである」という結果が出ているそうです。

なぜ絵を描くのが嫌いになってしまうのでしょうか。この調査によると、「上手、下手という言葉で評価される」、「他人と比較される」、「絵の描き方を押しつけられる」、「写実的な絵を求められる」、「思い通りに描けない」というものが主な理由でした。最後の理由を除いて共通しているのは、まず「絵はこう描くべき」という社会的な価値基準があって、すべてをそこに導こうとする窮屈さです。そのため自由に描くことができず、描くこと自体の楽しさを実感できないまま、嫌気がさしてしまうのではないでしょうか。

成長過程において、このような理由で絵が嫌いになってしまう人がたくさんいるのであれば、とても残念なことです。「こう描くべき」という思い込みを離れて、もっと自由に絵を楽しむ機会があってもいいのではないでしょうか。

幼い子どもは総じて絵を描くことが大好きです。一歳半頃になると、自分の体に色をぬるボディペインティングと呼ばれる行動を始めます。この自分の体に色をぬっていくという営みは、まるで自分が何者であるのかを確かめているようです。また同じ一歳半頃から「なぐりがき」も始まります。自分の体の動きを通して筆感を感じ、そして画面に痕跡を残していく。この描きながら感じ、感じながら描くという循環によって、イメージを形にしていくということを学んでいくのでしょう。この頃の子どもは描くという行為自体を体全体で楽しんでいるかのようです。子どもたちにとっては上手、下手などうでもいいことなのです。

ラスコーの洞窟壁画は完成した絵そのものではなく、むしろ描く行為そのものに意味があったのではないかという説があります。私たちももっと絵を描くこと自体を楽しめるようになったらいいのではないでしょうか。

ここで私がリハビリを担当したAさんの例を紹介します。Aさんは二度目の脳梗塞を発症し、定年間際に会社を辞めた方でした。入院後、日々の雑感を日記にまとめるようになりました。そしていつしか日記の隅にイラストが入るようになったのです。文字をつづり、イラストを描くことで、自分の気持ちが解放されるような気分になったようです。

この頃からだったそうです。絵を描いてみたいという衝動にかられたのは。そして間もなく、Aさんはスケッチブックに絵を描き始めました。しかし完成した絵は誰に見せるわけでもありません。それでも絵を描くことが楽しくて絵を描き続けていました。そして自分の絵を見て、思ったよりも赤やピンクといった暖色を使っていることや、以前は気にもとめなかった身近な草花をたくさん描いていることに驚いたそうです。Aさんにとっては、自分の知らない一面に気づく機会になったようでした。

Aさんにとって絵を描く意味とは何でしょうか。絵を上手に仕上げたいとか、誰かに見せて称賛されたいとかではないでしょう。Aさんは描くこと自体が楽しくて描き続け

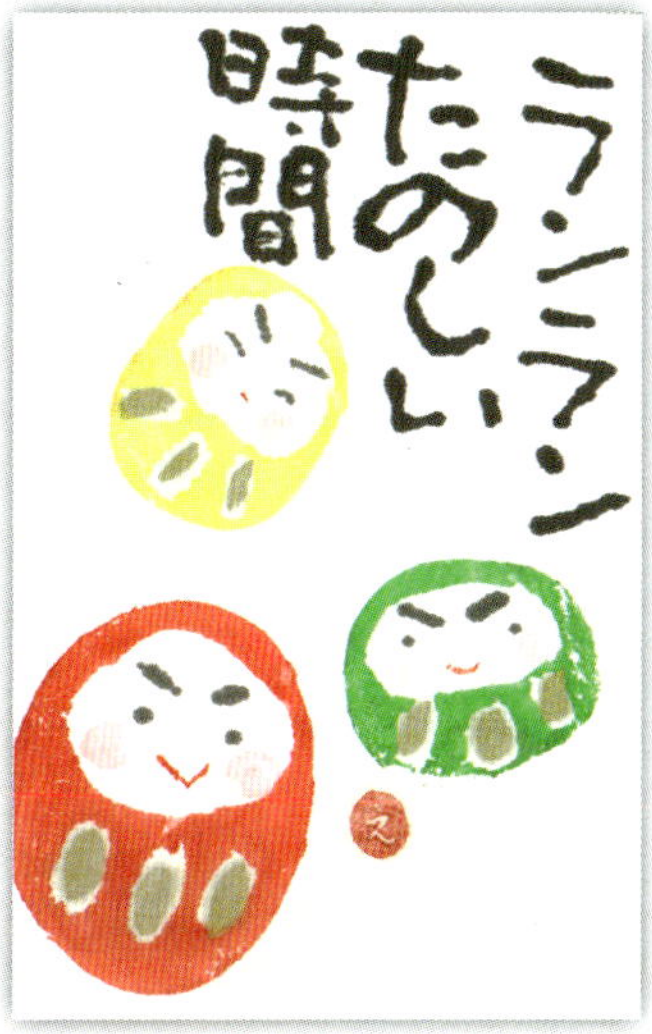
ランラン
たのしい
時間

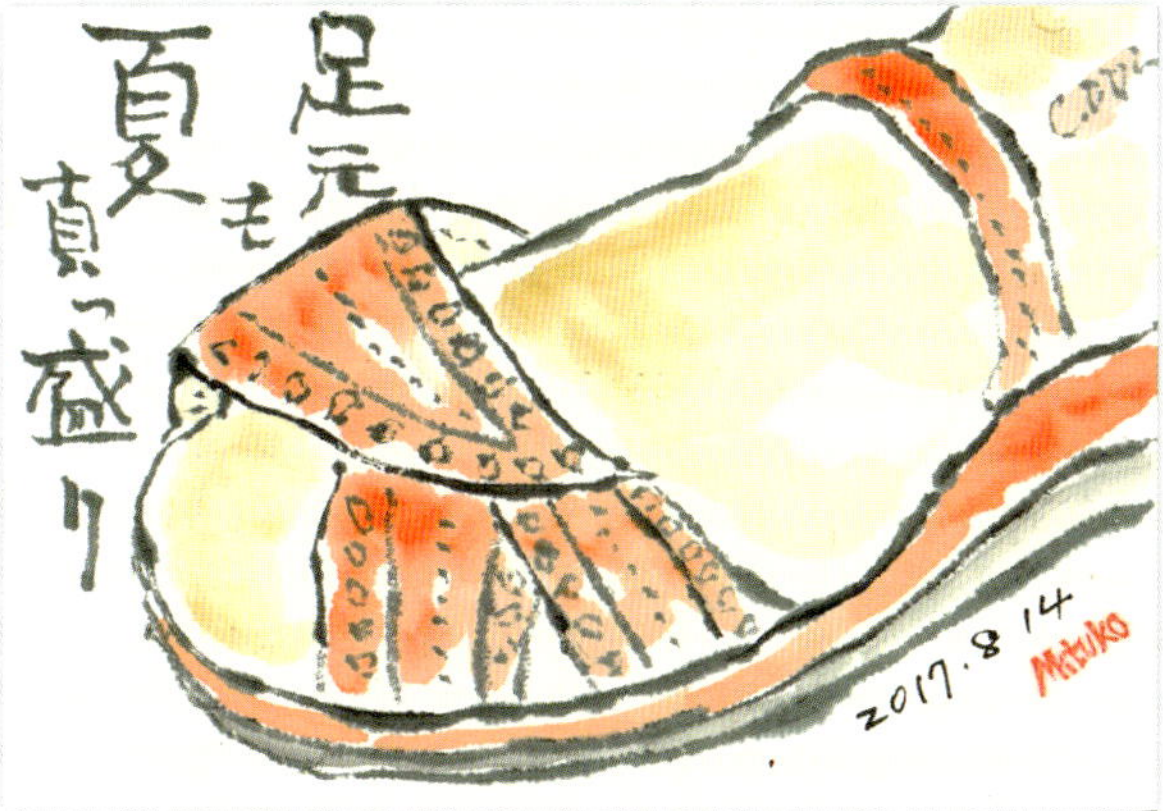
足元も
夏真っ盛り
2017.8.14

描くこと自体を楽しんで

ています。そして描くという行為を通して、新しい自分を発見しています。つまりAさんにとって絵を描く意味とは、自分自身を発見し、自分という存在を支える営みであると言えるのではないでしょうか。

一つのことを大切に思い、そして楽しんで行っていると、人は最も集中し、かつリラックスした状態で最大限に能力を発揮できると言われます。そのような状態になるためには、まずその行為自体を楽しむことが大前提です。人間の脳は、興味を持って楽しい気分で物事に取り組むほど人間らしい考えを生み出します。したがって絵手紙を始めるにあたっては、まず絵を描くこと自体を楽しむことが重要になります。そうすれば人間らしい思考能力が開花し、最大限に能力を発揮できるのではないでしょうか。「上手に描かなければならない」という閉塞感から抜け出して、伸び伸びと描くことを楽しむとき、皆さんの脳は喜んでいることでしょう。

◆絵手紙力で認知症予防　ポイント1

＊描くこと自体を楽しもう

＊楽しい気分で最大限の能力を発揮しよう

2　見るとは「脳」を使うことである

私たちは絵を描くとき、まず描こうとする対象を意識して見るはずです。逆に言えば意識して見なければ細かく描くことはできません。意識して注意深く見ることができれば、描こうとする対象の本質をとらえられます。そうすれば絵筆を滑らかに走らせることができるでしょう。

江戸時代に活躍した絵師の伊藤若冲《いとうじゃくちゅう》は観察のためにいろいろな種類の鶏を飼っていたそうです。あれだけ写実的な作品を生み出すことができたのは、若冲が鶏をよく見て、その本質に肉迫したからではないでしょうか。描くという行為には、あらかじめ見るという作業が含まれていると言えるでしょう。

見るという作業は、絵を描いている最中にも重要となります。なぜなら紙面に書き出されていく線を見ながら手の動きを微調整しなければ、対象をうまく表現できないからです。このような自分の動作の結果に従って運動をコントロールすることをフィードバック・コントロールと言います。このメカニズムがうまく働かなければ、思うように線を引くことはできません。見ることと描くことは、切っても切れない関係なのです。

では私たちは外界《がいかい》のものをいったいどこで見ているのでしょうか。それは目で見ているに決まっていると思われた方もいるでしょう。しかし網膜だけでは「見る」ことはできません。なぜなら視覚から入力されるのは光に関する断片的な情報でしかないからです。つまり外界のものを「見る」ためには、その断片的な情報をまとめることによって、意味ある情報にするための脳の働きが必要なのです。

ここで一枚の絵を見るときのことを考えてみましょう。ヒトの網膜の中心窩《ちゅうしんか》では、細かいところまではっきりと見えますが、周辺部では色彩もなく細かいところまでは見えません。したがって絵の一部分を注視してしまうと、はっきりと見える部分に限界があるため、絵全体を理解することはできなくなってしまいます。そこで視線を常に動かしながら各部分の情報を脳に送ることで、脳はそれらの情報をつなぎ合わせて一枚の絵として理解します。見るという行為は動的なものなのです。

ここで外界のものを見る身体のしくみに触れてみます。外界のものを見たとき、網膜に届いた光の情報は後頭葉《こうとうよう》にある第一次視覚野《だいいちじしかくや》という場所に届きます。そしてその情報

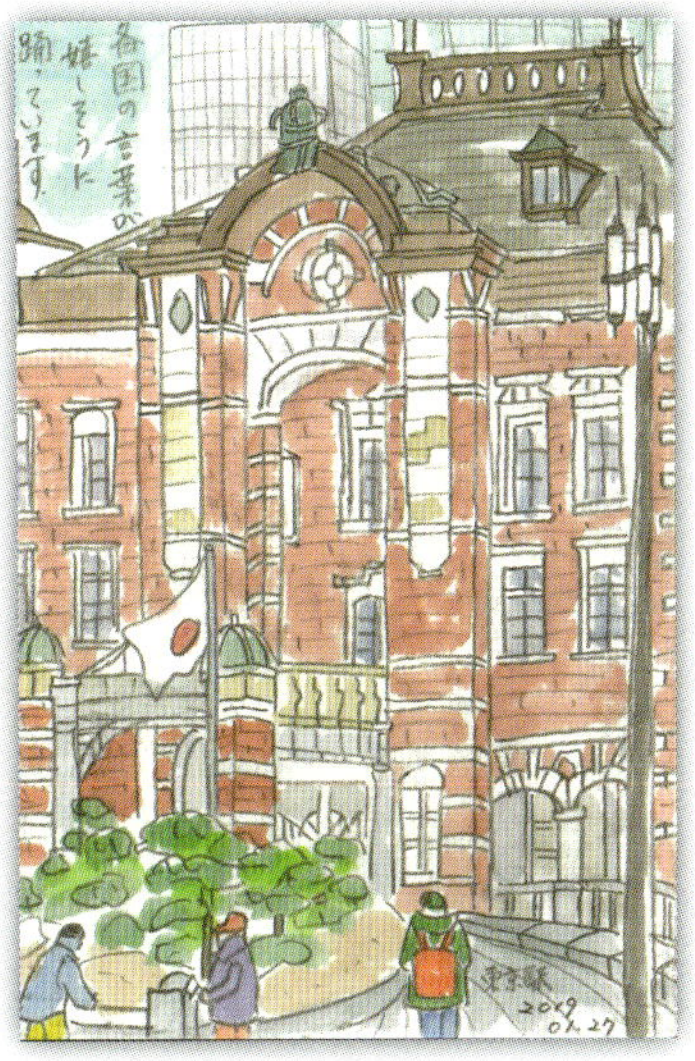
各国の言葉が
嬉しそうに
踊っています。
東京駅

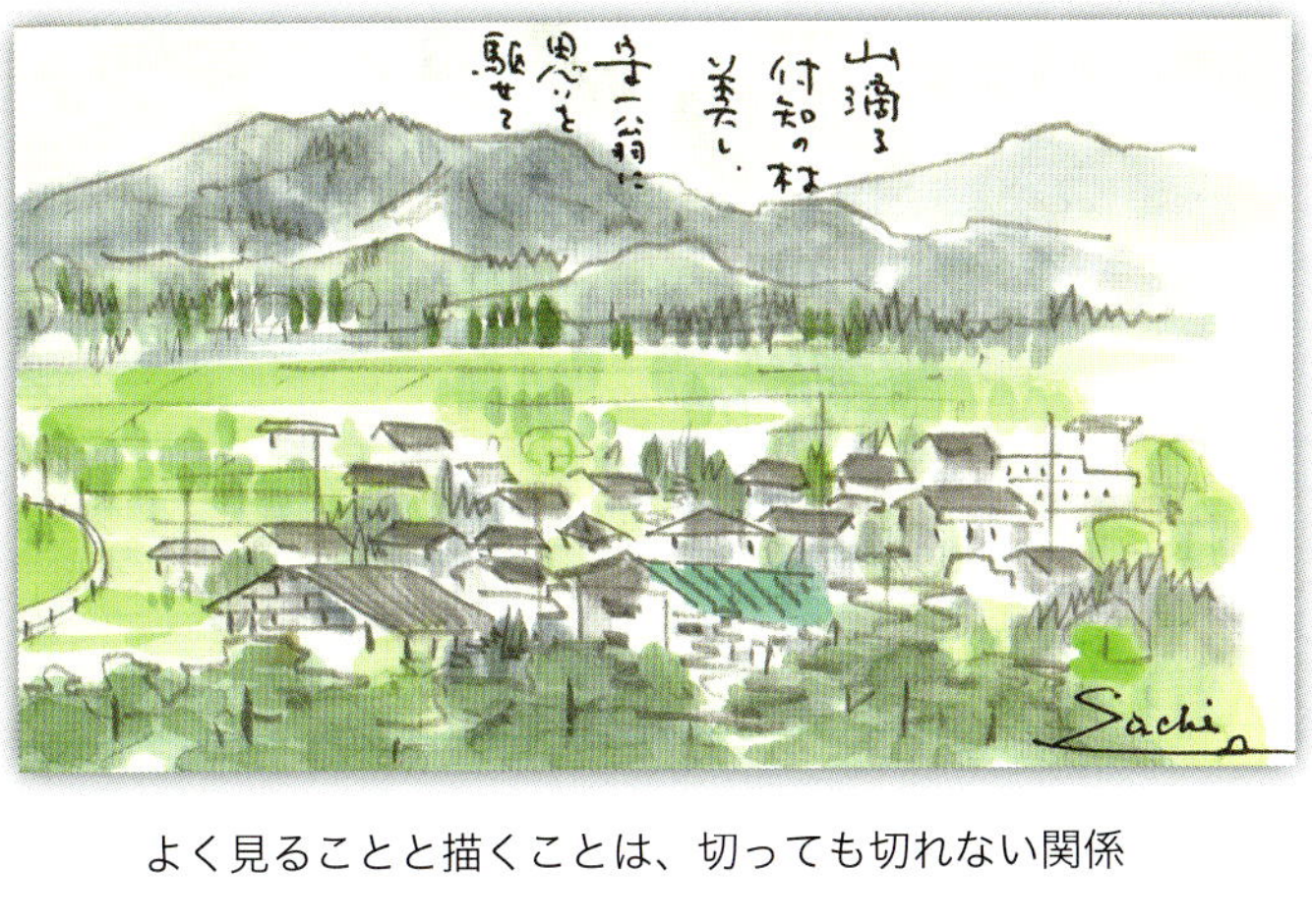

よく見ることと描くことは、切っても切れない関係

外界のものを見るしくみ

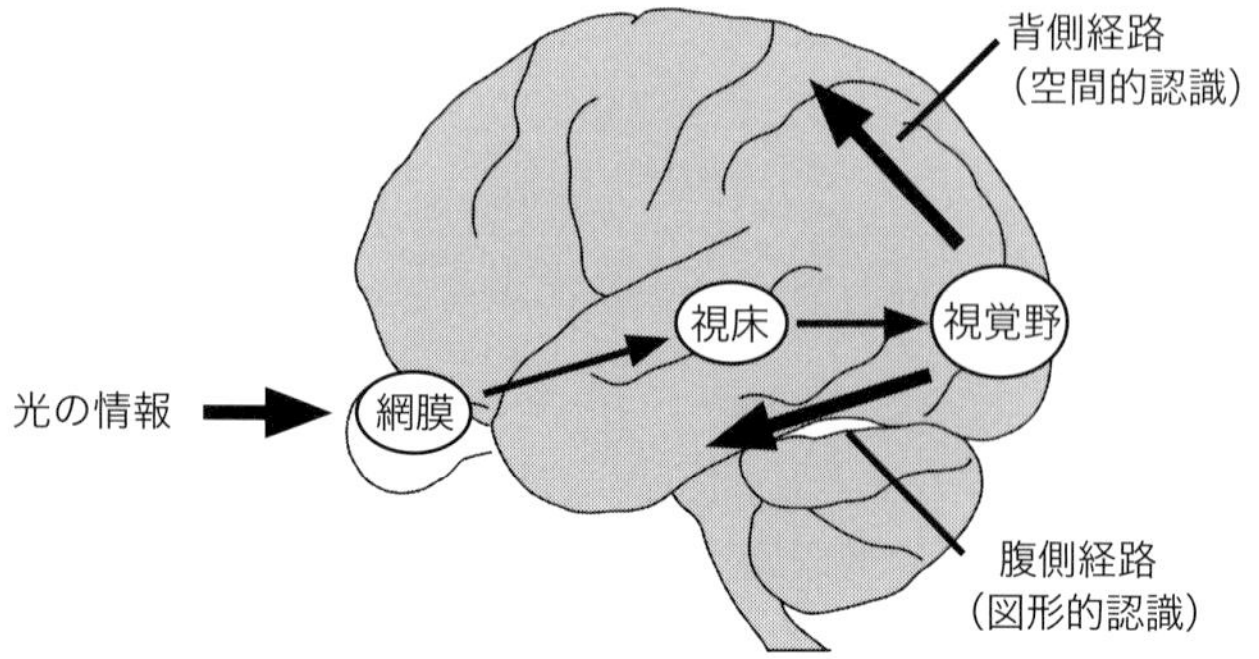

は、腹側経路《ふくそくけいろ》と背側経路《はいそくけいろ》という二つの経路によって、より高度な視覚情報処理がなされます。腹側経路は側頭葉下部《そくとうようかぶ》へ至り、そのものが何であるかの情報処理が行われます。また背側経路は頭頂葉《とうちょうよう》へ至り、動きや空間視の情報処理（視線を向けたり、ものに手を伸ばしたりするときに役立つ）を担っています。このように視覚の情報処理が脳で行われていることを知れば、「脳で見ている」というのも納得がいくのではないでしょうか。

　脳には視覚を通して膨大な量の情報が届きます。さらにその情報は常に一定であるとは限りません。庭の朝顔を描こうとするとき、庭のどの位置から描くのか（対象との角度）、どの程度近づいて描くのか（対象との距離）、そして天気はどうか（光の強弱）などによって、脳に届く情報は絶えず変化するでしょう。

それでは刻々と変わる条件のもとで、見ている対象を「朝顔である」と分類するにはどうしたらよいでしょうか。そのためには朝顔の特徴的な情報を集める必要があります。そして集めた情報を脳内に蓄積された朝顔に関する長期記憶と照合することによって、初めてその対象を朝顔と分類することができます。このように私たちの脳は、視覚を通して必要な情報を抽出するというプロセスをこなしているのです。

「意識してものを見る」とは、見るという行為に含まれる能動性を発揮することによって、対象の情報を抽出して意味としてまとめあげることです。見ること、それはそれ自体ですでに能動的で創作的な行為です。皆さんも絵を描くにあたっては、描こうとする対象をよく見るように心がけましょう。そのとき脳は視覚からの情報をまとめあげるために活発に働いているはずです。

◆絵手紙力で認知症予防　ポイント2

***見たものは脳が意味ある情報にまとめあげる**

***そのためには描く対象をよく見ることを心がけよう**

3 描くためには視覚だけではダメ―体全体で働きかけよう

絵を描くとは、外界の見えるものを紙という二次元の平面上に再現する行為です。何気ない行為のようですが、ある状態の人にとってはことのほか難しい場合があります。それは先天性視覚障害における開眼手術後の人たちです。視覚経験の記憶がない人が開眼手術で目が見えるようになるとどうなるでしょうか。例えば目の前にりんごがあるとしましょう。その人は「りんご」という言葉や「りんご」の実物も認識できますが、それを絵で描くことができないのだそうです。

なぜ絵を描くのが難しいのでしょうか。それは見たものを平面上に描くためには、視覚だけでなく、その他の感覚とのつながりを学習する必要があるからです。つまり先天性視覚障害における開眼手術後の人が絵を描けなかったのは、そのような学習を経験する機会がなかったからと言えるでしょう。

例えばりんごを立体として認識し、それを絵で表そうとした場合、りんごの形や大

**絵を描くためには視覚だけでなく、
諸感覚同士の関係性が重要**

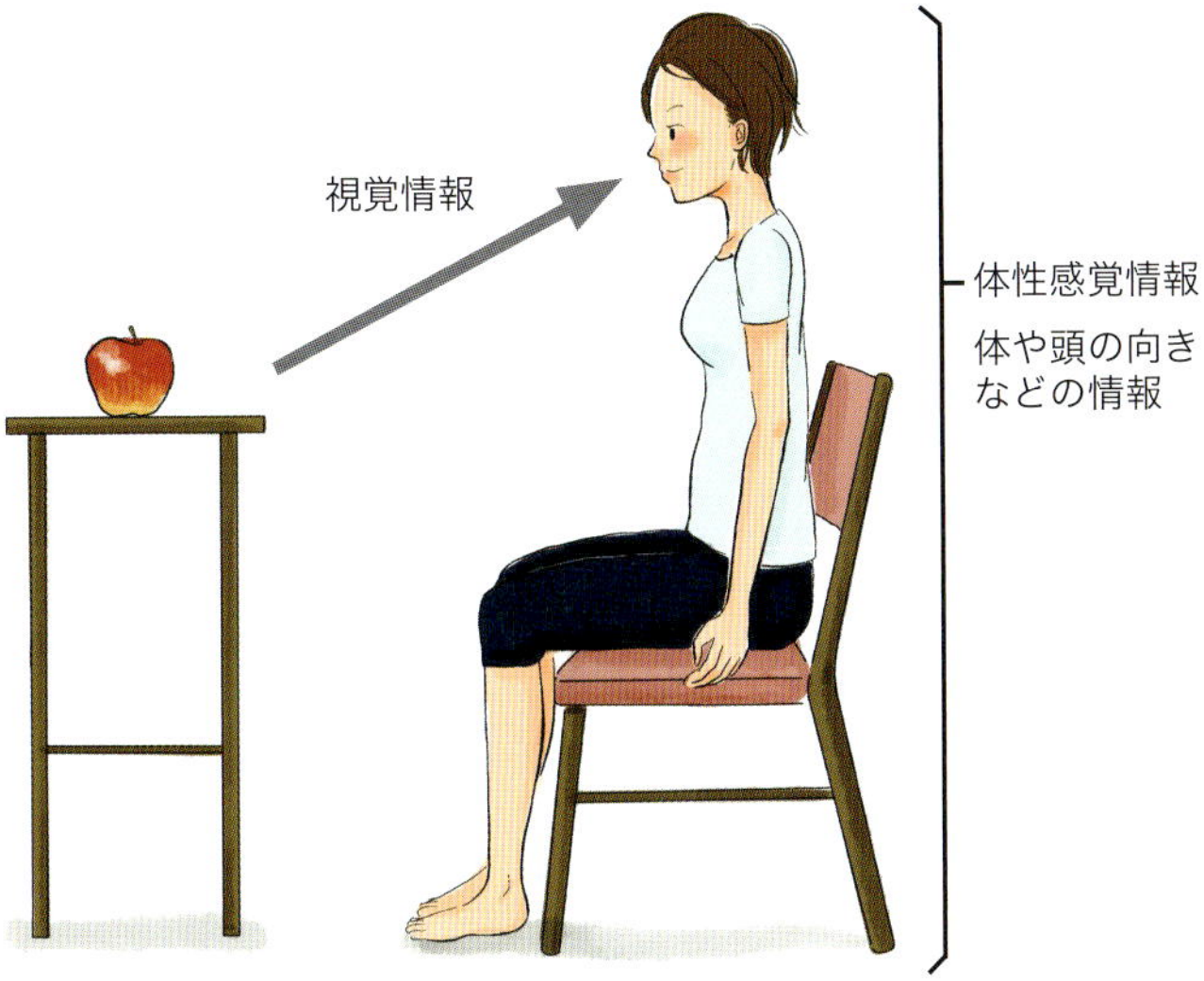

見ながら動き、動きながら見るという繰り返しによって、
空間認知能力はさらに育まれていく

きさ、そして位置などを把握する空間認知能力が必要です。そのためには自分とりんごの位置関係を知ることが大切になります。りんごを見つめる自分の体や頭がどちらを向いているかが正確にわからなければ、りんごとの位置関係を知ることはできません。このとき体や首の筋肉や皮膚がどの程度引っ張られているかについての情報、

すなわち体性感覚情報《たいせいかんかくじょうほう》が正確に入力されなければ、自分とりんごとの位置情報を正確に把握することはできないでしょう。視覚からの情報と体性感覚からの情報がうまくマッチングするからこそ、私たちは手を伸ばしてりんごをつかむことができます。そして見ながら動き、動きながら見るという繰り返しによって空間認知能力はさらに育まれていくのです。

　このように視覚情報と体を動かしたときの情報である体性感覚情報のような異なる感覚情報をまとめることを異種感覚連合と言います。絵を描くためには視覚だけでなく、諸感覚同士の関係性が重要なのです。そのためには描こうとする対象に体全体で働きかけることが重要でしょう。

　私たちはテーブル上のコップを見るとき、ただ座って正面から見ているだけでは、コップの輪郭や表面、そして奥行きの情報しか得られません。しかし見る人が移動して、コップを上から見たり、手に取って裏側を見たりすれば、さまざまな情報が得られます。そしてさまざまな状態から見たコップについての異なる情報が、見る人の視点の違いであることがわかれば、コップの三次元モデルを形成することができます。一度コップについての三次元モデルが形成されてしまえば、その後はどの方向からコップを見ても、それを同じものとして理解することができるでしょう。そしてこのような視覚体験があるからこそ、三次元のものを二次元の平面上に描くことができるのです。（以上は岩田誠著『見る脳・描く脳』（東京大学出版会）に詳述されています。ご興味のある方はぜひ読んでみてください。）

車椅子生活を余儀なくされたある脊髄損傷《せきずいそんしょう》患者さんによると、体の自由が効かなくなってからは、見える世界が薄っぺらで平面的なものになってしまったそうです。おそらくは以前のように頭を自由に動かしたり、場所を移動したりしながら対象を見ることができなくなったことが影響しているのでしょう。知覚のあり方は身体状態に大きく依存します。車椅子に乗って誰かに押してもらいながら見るよりも、自分で動き回ることによって新しい視野を開いていくほうが、より対象をいきいきととらえることができるはずです。

「見」という漢字は、「目」に「儿＝足」がついて成り立っているという説があります。つまり見るという行為は、目（視覚）単独の営みではなく、足や体を使って自ら歩くことによって成立するダイナミックなものなのかもしれません。

そこで提案です。絵手紙を描くにあたっては、ただじーっと座って対象と対峙するの

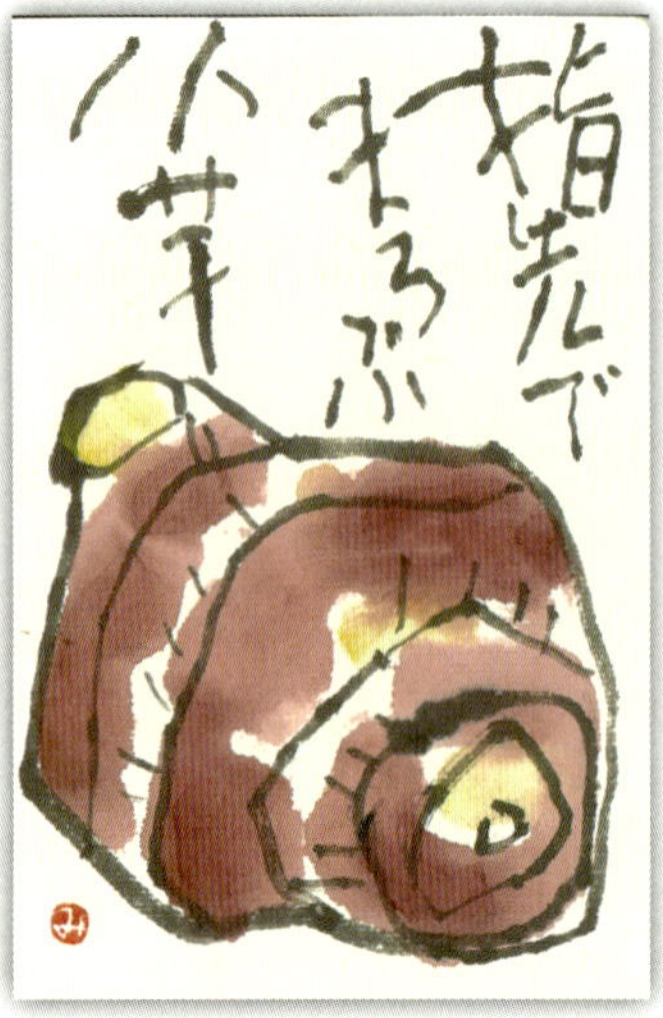

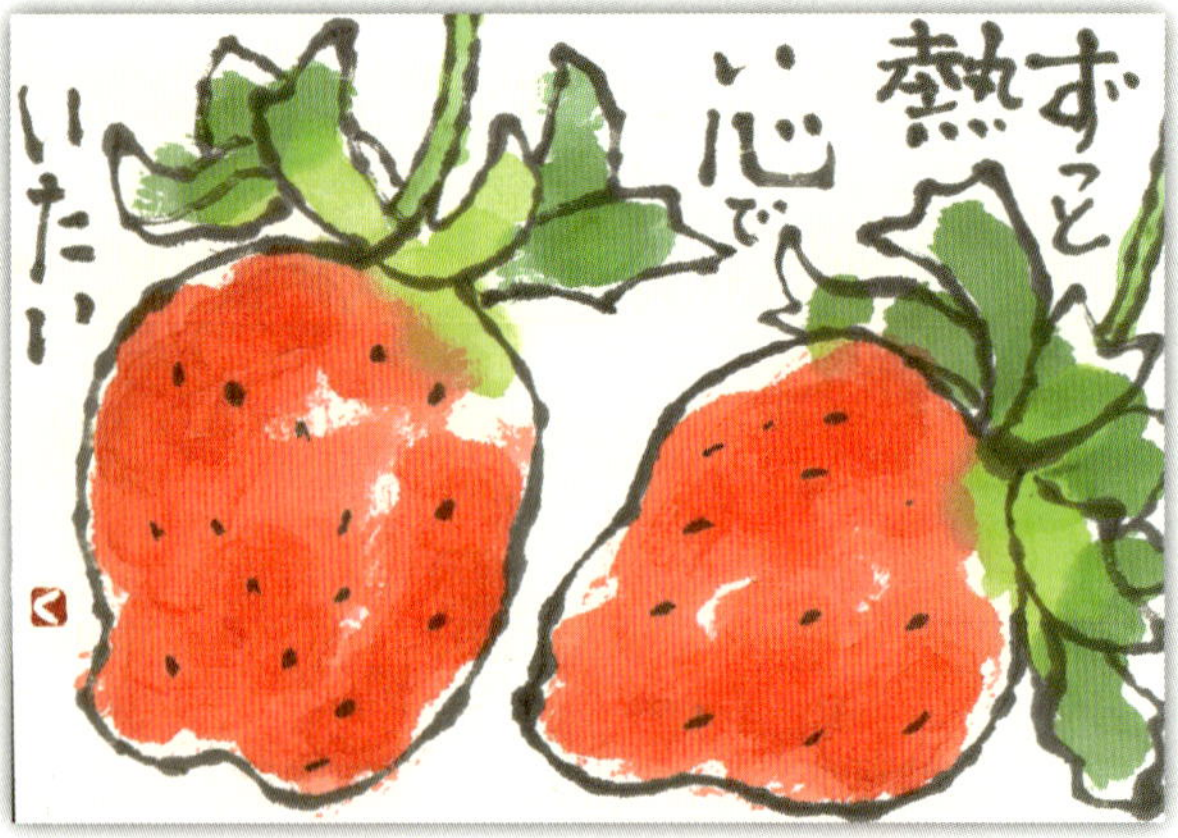

感触、香りなど、体全体を使って働きかけてみる

ではなく、体全体を使って働きかけてみましょう。みずみずしい夏野菜を描こうと思ったら、手を伸ばして感触を確かめたり、においを嗅いでみたりしてください。また遠くの山並みを描く場合、いろいろな場所に移動して視線の角度に変化をつけてみましょう。そうすることによって、皆さんの視覚情報とその他の感覚からの情報が結びつき、より豊かな視覚体験が得られるようになるでしょう。そのようなわずかな心掛けが、いきいきとした絵の誕生につながると思います。

◆絵手紙力で認知症予防　ポイント3

＊描くためには視覚情報と他の感覚情報をまとめることが重要である

＊そのためには描く対象に全身を使ってアプローチしよう

4　思い出を「見る」ということ

見るという行為は、ただ単に外界のものの色や形を知るだけではなく、そのものにまつわる過去の思い出をも「見る」という奥深い営みです。より高度の視覚情報処理として重要なこと、それは見ているものに対する概念や記憶について思い起こし、そのものの意味を知るということです。ここでは見ているものに対する概念や記憶の思い起こしが、脳機能を活動的にし、同時に描こうとする絵に深みを与えることについて触れてみたいと思います。

まず二つのエピソードを例としてみてみましょう。

一つ目は向田邦子の『ねずみ花火』(『父の詫び状』に収録)という作品の冒頭部分からです。

岸田劉生晩年の作に「鵠沼《くげぬま》風景」という日本画がある。

（中略）

軸ものの小品で、劉生が宋元画に傾倒していた時期のものらしく、縦長の画面いっぱいに川が流れ、水辺で戯れる子供たちは唐子《からこ》のように見える。

なぜこの絵に執着したのか、なけなしの貯金をはたいてまで買いたいと思ったのか、その時は気がつかなかったのだが、ふっと霧が晴れるように理由がわかった。私は三十五年前にこの「鵠沼風景」と同じ構図を見ているのである。

それは景色でも掛軸でもない。黒繻子《くろじゅす》の帯であった。

三十五年前、作家がまだ小学校六年生のときのことです。学校の帰りに必ずのぞく家がありました。そこは日本刺繍の下請けをやっているらしく、数名の職人が働いていたそうです。そのうちの若い職人が、黒繻子の帯地にいきいきと遊んでいる唐子を刺繍していました。作家は出来上がりを楽しみに毎日通っていましたが、その若い職人が帰省中に亡くなってしまいます。結局、唐子の黒繻子の帯は出来上がりを見ずに終わってしまったそうです。

二つ目のエピソードです。

ある日のこと、足関節の骨折で入院していたBさんから絵手紙が届きました。そこには画面いっぱいにみかんの絵が描かれています。不格好だけれど、どこか愛嬌のあるみかん。どうやら実家の静岡から送られてきたものを描いたようです。なぜBさんはこのような絵手紙を送ってくださったのでしょうか。その後Bさんとお会いする機会があったので尋ねてみました。するとBさんは次のように答えました。

「届いた箱を開けた瞬間、オレンジ色が目に飛び込んできて、同時に甘酸っぱいにおいが鼻をくすぐったの」「そうしたら子どもの頃の風景が頭に浮かんできて、なんだか懐かしくなって描いちゃった」と言うのです。そんなBさんの顔がとても楽しそうだったのを覚えています。

さて、ここに例示した二人とも視覚情報からさまざまな記憶が呼び起こされていました。最初のエピソードでは、岸田劉生の絵に描かれた「唐子」という視覚情報によって、「唐子とは中国風の服装や髪形をした子どものこと」という概念とともに、三十五年前の切ない記憶も思い起こされました。おそらく作家の潜在意識のうちに、そのような思

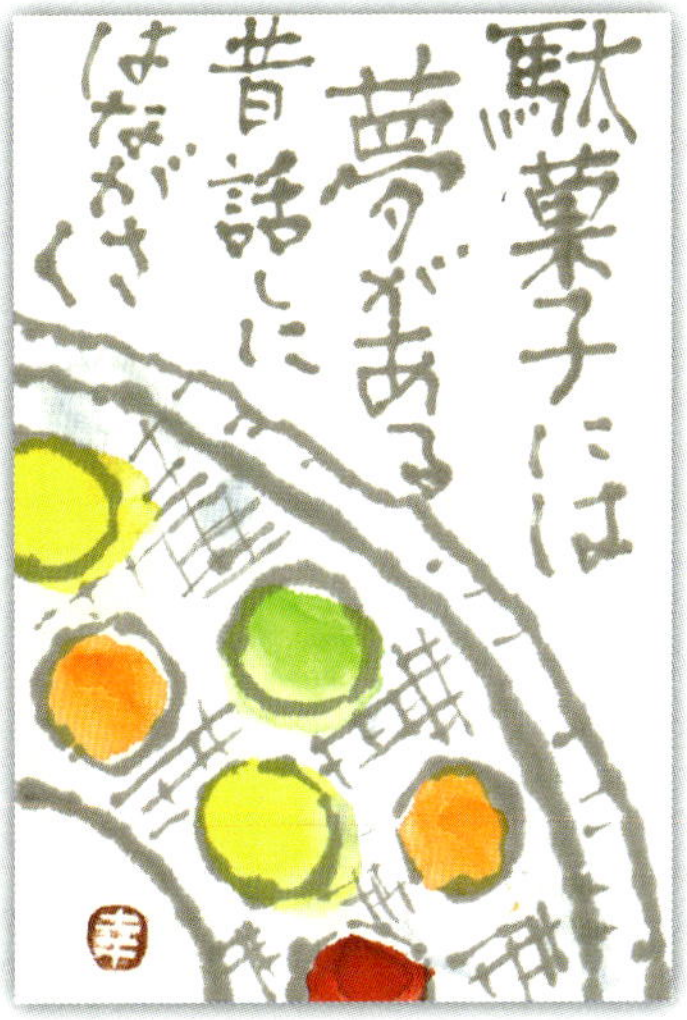
駄菓子には
夢がある
昔話した
はながさく

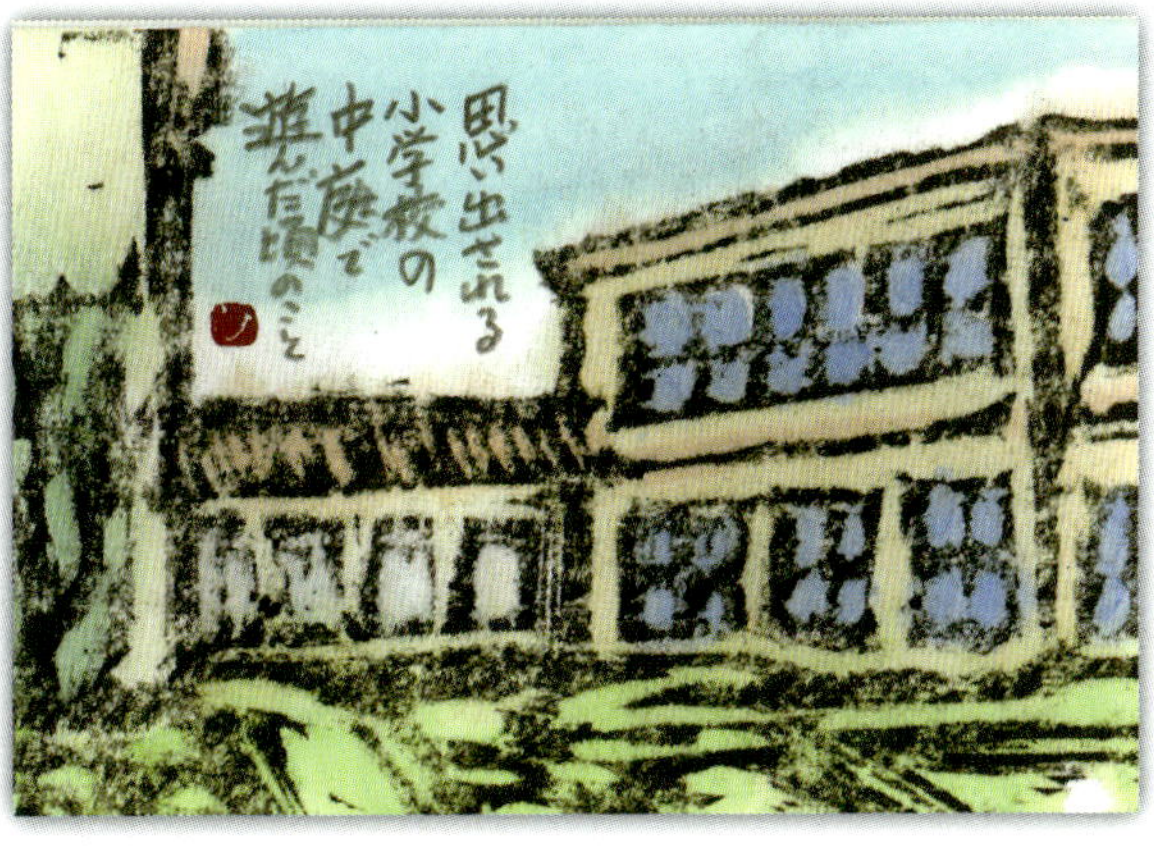
思い出される
小学校の
中庭で
遊んだ頃のこと

見るという行為は、思い出も「見る」

い出があったからこそ、その絵に執着したのでしょう。またBさんの例では、みかんの視覚情報や嗅覚情報から、みかんにまつわる過去の記憶が呼び起こされていました。そして懐旧《かいきゅう》の思いを誰かに伝えたくて筆をとったことが推察されます。

脳が見ているものの意味を知るためには、視覚によってものの形や色を認知しただけでは不十分です。それらの視覚的な手がかりから、そのものについての概念が思い起こされなければ十分な意味を知ることはできないのです。例えばみかんの意味を知るためには、まずみかんという概念が形成される必要があります。そのためには視覚だけでなく、触覚、嗅覚、聴覚、味覚などあらゆる感覚の記憶の痕跡が不可欠です。また過去にみかんと関わったときの記憶なども大切な情報と言えるでしょう。

このようにみかんについての概念や記憶についての体系ができあがると、みかんを見ただけでさまざまなことを思い起こすことができるようになります。そして現在見ているものより広くて深い意味を知ることができるのです。それは向田にとって唐子が「中国風の服装や髪形をした子ども」というだけでなく、幼いころの切ない思い出をもまとった意味全体であるようなものでしょう。このように考えると、見るという行為は対象にまつわる意味体系をまるごと「見る」ということになりそうです。Bさんのみかんの絵手紙が強く心に残っているのは、その絵が彼女自身のかけがえのない思い出をまとっているからなのかもしれません。

以上のように、見るという行為がその対象の概念や記憶と深いつながりがあるなら、それを描いていく絵手紙は回想法と通じる活動なのかもしれません。認知症の進行予防に効果が期待されている非薬物療法に回想法があります。回想法とは昔の写真や品物を見たり、思い出話をしたりすることによって、心理的な安定を図る療法です。過去の出来事を思い出そうとしたり、他人と話したりすることで、記憶や注意機能が使われ脳が活性化すると言われています。

一方、絵手紙でも記憶の再生が促され、脳が活性化するという効果も見込めます。絵を描いていると、五感を通した体験過程が引き出されることが往々にしてあります。人生の中で蓄積されてきた意味記憶(言葉の意味や知識に関する記憶)、エピソード記憶(個人が経験した出来事に関する記憶)、そして手続き記憶（身体の動かし方に関する記憶）が甦ってくるのです。つまり回想法も絵手紙も五感が刺激されることで過去の記憶が思い起こされ、それによって人生の物語を紡《つむ》ぎ直すきっかけとなるということなのです。

いかがでしょう。見るという行為がものの色や形を知るだけではなく、そのものにまつわる思い出をも「見る」ということがおわかりいただけたと思います。そこで提案です。描く際には対象をよく見ること、そしてそのときに感じたことを文字で書き留めることをおすすめします。

先ほどのみかんを例にすれば、色、形、におい、手触り、そして可能ならば味わってみるのもいいでしょう。そこから感じたことをすべて書き留めます。例えばみかんを食べ過ぎたときのことや、みかん汁であぶり出しの年賀状を作ろうとしてうまくいかなかったことなども書いてみましょう。感じたことを文字化していくと、そこからさらにイメージが膨らみ、眠っている記憶が呼び覚まされるかもしれません。

このような過程を踏むことによって、皆さんの脳はより活動的になります。そして何より描く絵に深みが増すことでしょう。見るという行為は、見る対象を通して自分自身を見ることなのかもしれません。

◆絵手紙力で認知症予防 ポイント4

＊見るとは対象にまつわる思い出も「見る」という行為である

＊描こうとする対象から思い出を引き出して書き留めてみよう

5　描画行為とワーキングメモリ

まずは次の昔話を読んでみましょう。

むかし、あるところにわすれんぼの男の子がいました。ある日のこと、隣村に遊びにいったときにおやつをごちそうになりました。男の子はとてもおいしかったので「これはなに？」と聞きました。おばさんは「これはだんごだよ」と教えてくれました。男の子はうちへ帰ったらお母さんに作ってもらおうと思い、「だんご、だんご、だんご」と唱えながら歩いていきました。途中に小川があったので、男の子は「どっこいしょ」と言って川を越えました。そして、そのまま「どっこいしょ、どっこいしょ、どっこいしょ」と唱えながら帰りました。

うちに着くとすぐに「どっこいしょを作ってよ」とお母さんに頼みました。しかしお母さんにはそれがなんだかわかりません。男の子があんまりしつこく言うので、お母さんは薪で頭をこつんとたたきました。すると男の子の頭にはこぶができ、わーっと泣き出してしまいました。お母さんは「そんなに騒ぐからだんごみたいなこぶができたじゃないか」と言いました。すると男の子は「あっ、だんごだ」と言いましたとさ。

たわいのない昔話であり、ご存知の方も多いと思います。ここでのポイントは「だんご」として覚えていたものが、新しい刺激「どっこいしょ」が入力されたことにより、どこかに紛れてしまったことです。皆さんは似たような経験はないでしょうか。

さて、認知症の代表的な症状の一つに記憶障害があります。従来は短期記憶の障害と考えられてきましたが、最近の研究ではワーキングメモリという記憶システムの障害であることがわかってきました。ワーキングメモリとは、ある行動を起こすときに必要な記憶を一時的に保存し、必要なときに引き出すような記憶のことです。ここでは絵を描くという行為とワーキングメモリとの関係性についてみていきたいと思います。

まずはワーキングメモリについてイメージを持ってもらうために一つの例を示します。

私がリハビリを担当していたCさんは、脳梗塞で入院していたのですが、一人で歩けるようになって自宅退院されました。退院後しばらくしてからのことです。Ｃさんの娘さんから「母のもの忘れが目立つようになってきて心配です」との相談を受けました。

次のようなことがあったそうです。スーパーに食パンとヨーグルトを買いに出かけたＣさん。途中で顔なじみのＹさんに会い、いろいろと話し込んだそうです。それから一緒にスーパーへ行き、Ｙさんが買いに来た牛肉の特売品をＣさんも買って帰ってきたそうです。肝心の食パンとヨーグルトはすっかり忘れてしまっていたようでした。

なぜこのようなことが起こったのでしょう。おそらくＣさんのワーキングメモリがうまく働かず、顔なじみのＹさんに会ったことで注意がそがれてしまい、「食パンとヨーグルト」という情報がどこかに紛れてしまったからではないでしょうか。その後、心配した娘さんはＣさんを病院に連れていき、認知症と診断されたとのことでした。

先ほどワーキングメモリとは、ある行動を起こすときに必要な記憶を一時的に保存し、必要なときに引き出すような記憶であると述べました。買い物という行動を起こすとき、必要な記憶、つまり買いたい商品の記憶（食パンとヨーグルト）を一時的に保存する必要があります。そして必要なとき、すなわちスーパーについたときに買いたい商品の記憶を引き出すことで買い物は成立します。このとき働くのがワーキングメモリなのです。

このようにワーキングメモリは、行動しながら記憶しなければならないものであり、日常生活を円滑に送るためには不可欠な役割を果たしています。この記憶システムは主に脳の前頭前野《ぜんとうぜんや》という場所がつかさどっており、その機能のピークは十五〜四十歳くらいと言われています。したがって円滑な日常生活を送るためには、このワーキングメモリをできるだけ健全に維持していくことが重要なのです。

このようなワーキングメモリですが、どうやら絵を描くときにも働いているようです。神経内科医の岩田誠氏は、描画行為には作業記憶（以下ワーキングメモリと記述）が必要であるとして以下のような主旨を述べています。

私たちが外界にあるものを描く場合、まずもって三次元世界にある対象物のたくさんの輪郭線を認知し、それらの相互関係を決定するという過程が必要になります。なぜなら対象物の色彩の分布や位置関係を決定しなければ、絵を描き始めることができないからです。このような絵を描き始める前の認知過程で得られたデータは、ワーキングメモリとして脳内に保存しなければなりません。

ここで二頭の馬が走り去っていく場面を写生する例で考えてみましょう。描き手はこの姿を脳裏に刻み、ただちに描きとめようとします。この場合、外界からの視覚情報の

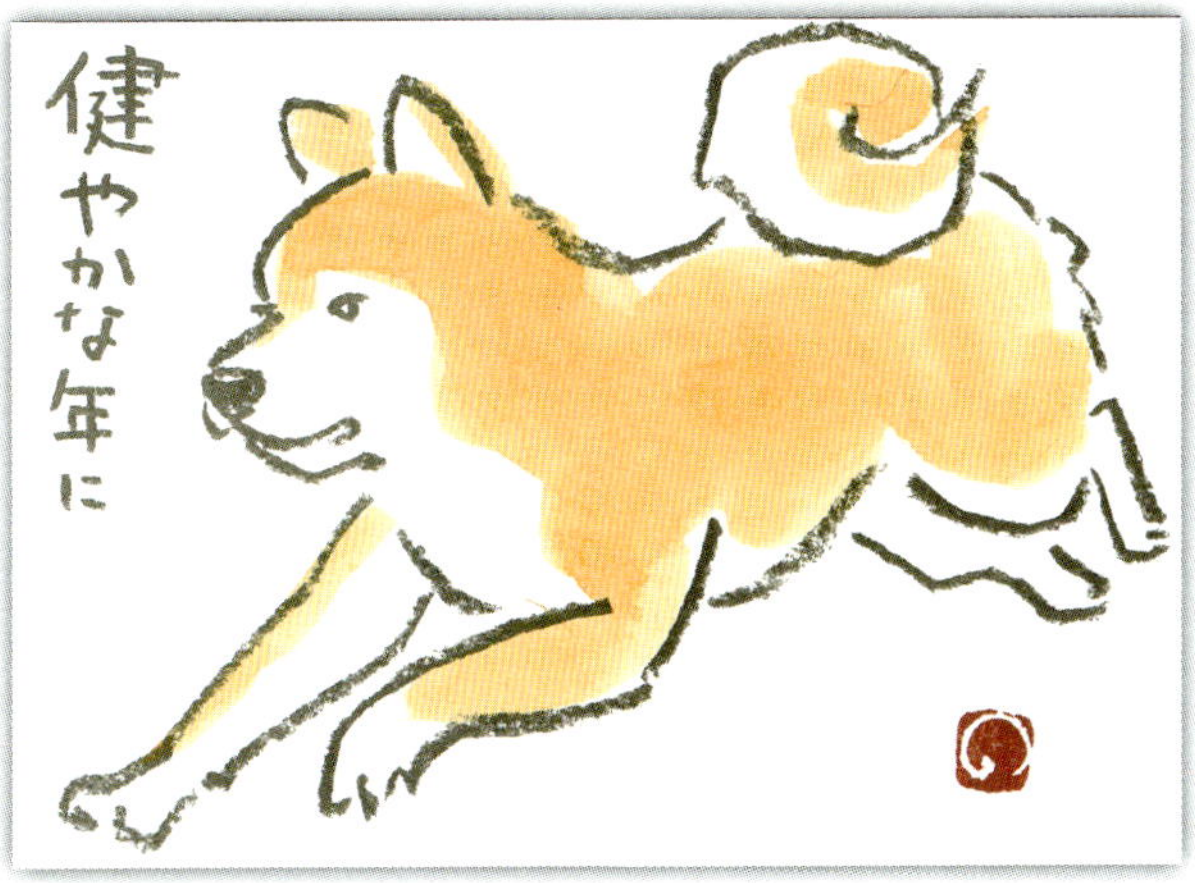
健やかな年に

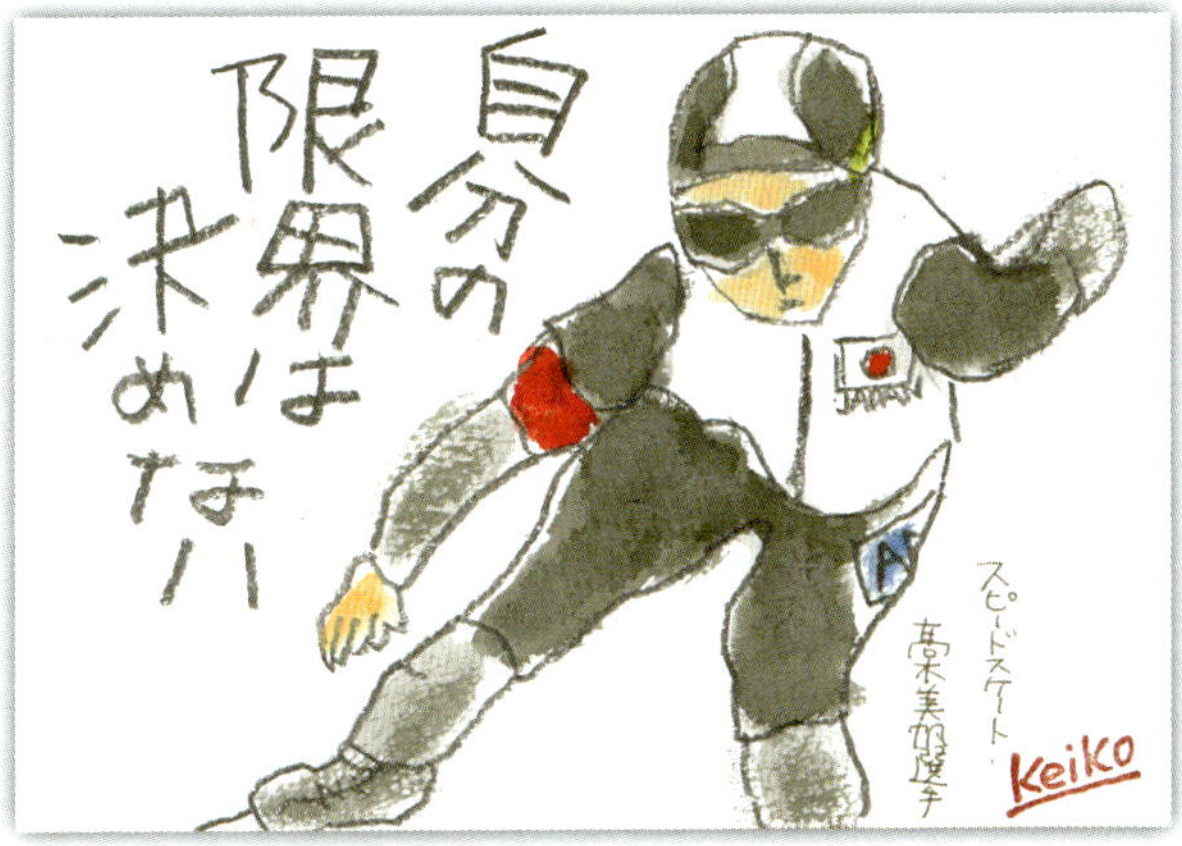
自分の
限界は
決めない
スピードスケート
高木美帆選手
Keiko

躍動感にあふれる一瞬を写し取って

短期記憶が、描くという行為の実行されている間は保持されていなくてはなりません。つまり視覚的短期記憶もワーキングメモリとして動員されるということです。

以上のような見解を参考にすれば、絵を描くという行為はワーキングメモリを活性化させる活動であることが期待されます。絵手紙で絵を描くという行為を通して、知らず知らずのうちにワーキングメモリが活性化され、それが円滑な日常生活の維持に役立つとしたらこんなにうれしいことはないでしょう。

そこで提案です。絵ごころを育むためにいろいろなものを写生してみましょう。単純なものだけではなく、複雑な造形のものにも挑戦してみてください。また動きのあるものを写生してみるのもよいでしょう。水鳥が湖に飛来するところやランニングを楽しむ人物像などなんでもかまいません。躍動感にあふれる一瞬を写し取ってみましょう。そのときワーキングメモリが活性化しているはずです。

◆絵手紙力で認知症予防 ポイント5

＊描くためにはワーキングメモリという記憶が必要である

＊動きのあるものを写生してワーキングメモリを活性化しよう

6　空間認知でベストな構図を

　ここでは一般的な絵画における構図の重要性、およびベストな構図のためには空間認知能力が大切であることについて述べたいと思います。まずは皆さんに構図の重要性を知ってもらうために、世界的に有名な二つの絵画にまつわるお話から始めましょう。

　芸術学者の布施英利氏は、著書『構図がわかれば絵画がわかる』の中で、ピカソの『ゲルニカ』とムンクの『叫び』を比べながら三角形の構図について述べています。

『ゲルニカ』は、体がひきちぎれ、手や首がばらばらになっている男が描かれており、ウマやウシが狂ったように暴れていたりする場面が描かれているにもかかわらず、どこか静謐《せいひつ》です。一方『叫び』は、海は穏やかで遠くの紳士は静かに佇《たたず》んでいます。しかし手前の男は何かに怯《おび》え、狂ったように叫びのポーズをしていて騒々しさがあると指摘しています。

　この差はどこからくるのでしょうか。布施氏によると、どうやら答えは三角形の構図の違いにあるようです。『ゲルニカ』は、画面中央の上部に描かれた手に持ったランプを頂点にして、三角形が画面に大きく描かれています。この三角形の構図により、激しい場面が描かれているにもかかわらず、静謐さと安定を生み出しています。

しかし『叫び』の構図は逆三角形になっています。逆三角形は不安定な構図であり、その構図が、そのまま『叫び』に込められた不安という主題とイコールになっていると述べています。いかがですか。構図がいかに絵全体の印象を支配しているかがおわかりになったのではないでしょうか。

さて、話題は変わって脳損傷患者の絵についてのお話。脳の損傷によって起こる高次脳機能障害の一つに相貌失認《そうぼうしつにん》と呼ばれるものがあります。相貌失認とは人の顔の認知障害であり、熟知した人の顔がわからなくなってしまうなどの症状が現れます。このような人は、一般的に自分が顔を見ていることや、目、鼻、耳といった顔の細部も認知できています。しかし、なかには自分の顔を鏡で見たとき、目、鼻、口のある顔は見えているけれど、その顔は見慣れないものだったと述べる人もいます。つまりこの患者は、目や鼻や口といった個別の特徴を一つにまとめ、認知可能な顔にすることができないということです。

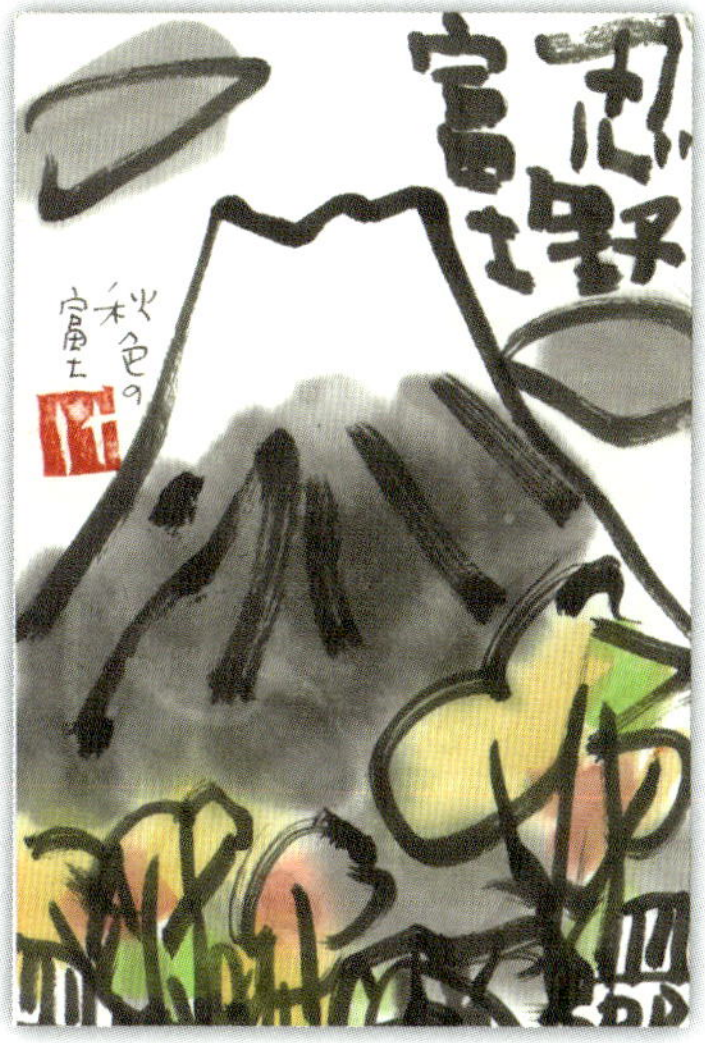
忍野
富士
秋色の富士

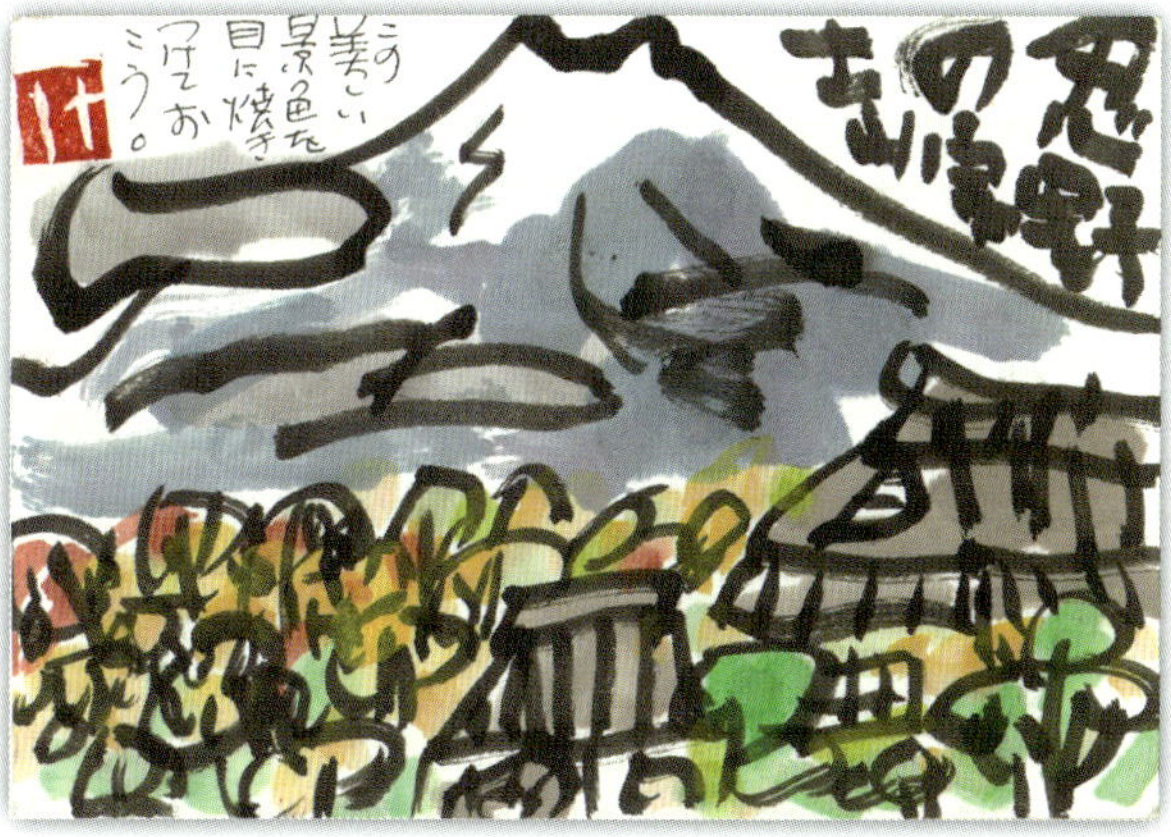
この美しい景色を目に焼きつけておこう。

縦描きの構図と横描きの構図では印象が違う

相貌失認の人に自画像を描いてもらうと、独特の描き方をすることが報告されています。ある患者は、まず口から描き始め、それから鼻、耳と描いていったそうです。つまり構図というものが存在しないため、顔が傾いたり、画面からはみ出したりしてしまうのです。

　このように常に部分の描写が全体の構成より優先してしまうと、その絵から構図が失われてしまいます。これは絵手紙を描く場合も例外ではありません。細かい部分の処理を優先しすぎると、全体の構図は失われ、絵の魅力を損ないかねないでしょう。

　絵をかくにあたっては、かきたい対象をどのように画面に入れるのかを考える必要があります。つまり空間的配置を考えることが重要なのです。そのためには脳の頭頂葉《とうちょうよう》がつかさどる空間認知能力が働かなくてはなりません。またどのように表現したいのかによって、画面の構成方法もさまざまでしょう。例えばアングルは上からにするか下からにするか、縦描きのほうがよいのか、それとも横描きかなどを判断する力も必要になります。

　ここで49ページに掲載されている二枚の山の絵手紙を比べてみましょう。どちらも富士山を描いたものですが、縦描きの構図と横描きの構図では印象が違うことに気づくでしょう。縦描きは視線が左右に散らないため、より高さが強調され、富士山が堂々とした姿で迫ってきます。一方、横描きは風景の広さが表現されており、どことなく安心できる構図となっています。

これは優劣というよりも、描き手がどう表現したいかによるものです。したがって構図を考えるとは、創造的な営みだということがわかると思います。絵手紙の場合、対象を画面からはみ出して描く表現方法が魅力の一つです。画面からはみ出したブドウのつるを見たとき、私たちはその伸び伸びとした生命力を感じることができるでしょう。このときブドウのつるをどうはみ出させれば一番効果的か、これも構図を考えるということになるでしょう。

また絵に対して文字をどのように配置するのかも構図にとって大切です。さらには落款を押す位置によっても全体のしまり具合が違ってきます。ベストな構図のためには、小さなことまで心を砕きたいところです。

大切なのはいろいろな構図を考えたうえで判断して描くという過程を踏むことです。なぜなら描きたい対象の空間的配置を決定するということは、表現活動にとって最重要事項の一つであるからです。このように構図を考えて絵を描くという行為は、絵手紙にとって欠かせない要素であり、かつさまざまな認知機能が使われるので、脳の活性化を促すにはよい活動と言えるのではないでしょうか。

皆さんも今まで以上に構図を意識してみてください。対象の空間的配置能力を鍛えるには、とにかく描いてみることです。そこでおすすめなのが描画する紙の大きさを変えてみることです。またさまざまな縦横の比率の紙に描いてみるのもよいでしょう。紙ごとにスペースの有限性が異なるので、そこにどのように対象を入れ込むか、またはみ出させるのかの練習になるはずです。

その他にも描く対象の数、並べ方、組み合わせ、アングルなどを変えてみるのもよいでしょう。それによって絵の印象ががらりと変わるでしょう。構図を考えて描けるということは、物事を俯瞰《ふかん》してとらえる能力につながります。わずかな心掛けが認知機能の活性化になりますので、ぜひトライしてみましょう。

◆絵手紙力で認知症予防 ポイント6

＊対象の空間的な配置を考えて描いてみよう

＊さまざまな大きさの紙に描いてみるのも一つの方法

7 イメージしながら彩色しよう

セザンヌ――言わずと知れた後期印象派を代表する画家の一人です。ピカソやブラックによって創設されたキュビスムに多大な影響を与え、しばしば「近代絵画の父」と称されることは周知のことでしょう。そんな彼の名言に次のようなものがあります。

「彩色をほどこすにつれてデッサンがなり、色彩が調和していくにつれてデッサンは正確になる。色彩が豊富になる時、形も充実する」

これはデッサンと色彩とは区別することはできない密接な関係にあることを述べた言葉です。色、それはすでにそれ自体で何かを表現しています。色彩豊かな絵手紙はかいていても、そしてもらっても楽しいものです。ここでは絵に色をぬるという行為が、脳を活性化させることについて触れたいと思います。

絵に色をぬるといえば、真っ先に思い出されるのがぬり絵です。幼い頃、誰しも一度はぬり絵を楽しんだことがあるでしょう。最近、ぬり絵は脳を刺激するとして、たくさんの大人向けぬり絵の本が発売されています。実際の医療現場でも、認知症の進行を抑える一助としてぬり絵が行われていることはご存知でしょうか。ぬり絵は多くの高齢者が経験したことのある取り組みやすい活動です。下絵に合わせて色を選び、どのようにぬっていくかを考えることが知的面への働きかけになるのです。

ある研究によると、認知症高齢者にぬり絵を行ってもらうと、認知症ではない高齢者に比べて、使う色やぬる面積が少なく、完成したという自覚が乏しいと報告されています。私もある認知症高齢者がぬり絵をしている場面を見たことがありますが、まさにそのような感じでした。

そのときの下絵は鯉のぼり。上から吹き流し、真鯉、緋鯉、子鯉の順に描かれています。その方は色鉛筆を持つと勢いよくぬっていきますが、どこか単調で雑な印象でした。吹き流しは色をぬり分けず、黄色一色でぬりつぶしてしまい、同様に真鯉と子鯉は黒、緋鯉は赤一色でぬりつぶしてしまったのです。完成したぬり絵は四色の帯が横たわっているだけにしか見えませんでした。このように色をぬっていきいきと描写するという行為は、意外と簡単なことではないということがおわかりいただけたと思います。

色をぬるという行為を完結するためには、多くの脳機能が連携して働く必要があります。まずは描いた絵をじっくりと見定めるために、視覚をつかさどる後頭葉《こうとうよう》が働きます。また過去に見た形や色を参考にするために、それらの記憶が保存されている側頭葉《そくとうよう》も働く必要があるでしょう。さらには頭頂葉《とうちょうよう》でどこに何が描かれているかを確認することも大切です。そしてこれらの情報に基づいて、どこにどのような色をぬるのかという作業プランを立てるのが前頭葉《ぜんとうよう》になります。このプランに従って運動野《うんどうや》から指令が出されると、体が動いて作業が始まることになるのです。

このように色をぬるためには脳がフル活動します。ぜひ絵手紙で彩色をほどこして脳を活性化させましょう。その際、五感を働かせながらぬることによって、より多くの刺激を脳に与えることができます。

例えば梅雨の季節にアジサイの絵に色をつけるとします。そのときに降っている雨音はどんな音かイメージしてみましょう。そうすることによって聴覚が刺激されます。

森下典子著『日日是好日 ―「お茶」が教えてくれた15のしあわせ―』（新潮文庫）の中に、梅雨と秋雨の雨音の違いに気づくシーンが書かれています。六月の雨音は、若い葉が雨をはね返す音。それに対して十一月の雨は、しおしおと淋しげに土に染み込んでいくようだと言います。そんな些細な違いに気づける感性を身につけることも、絵手

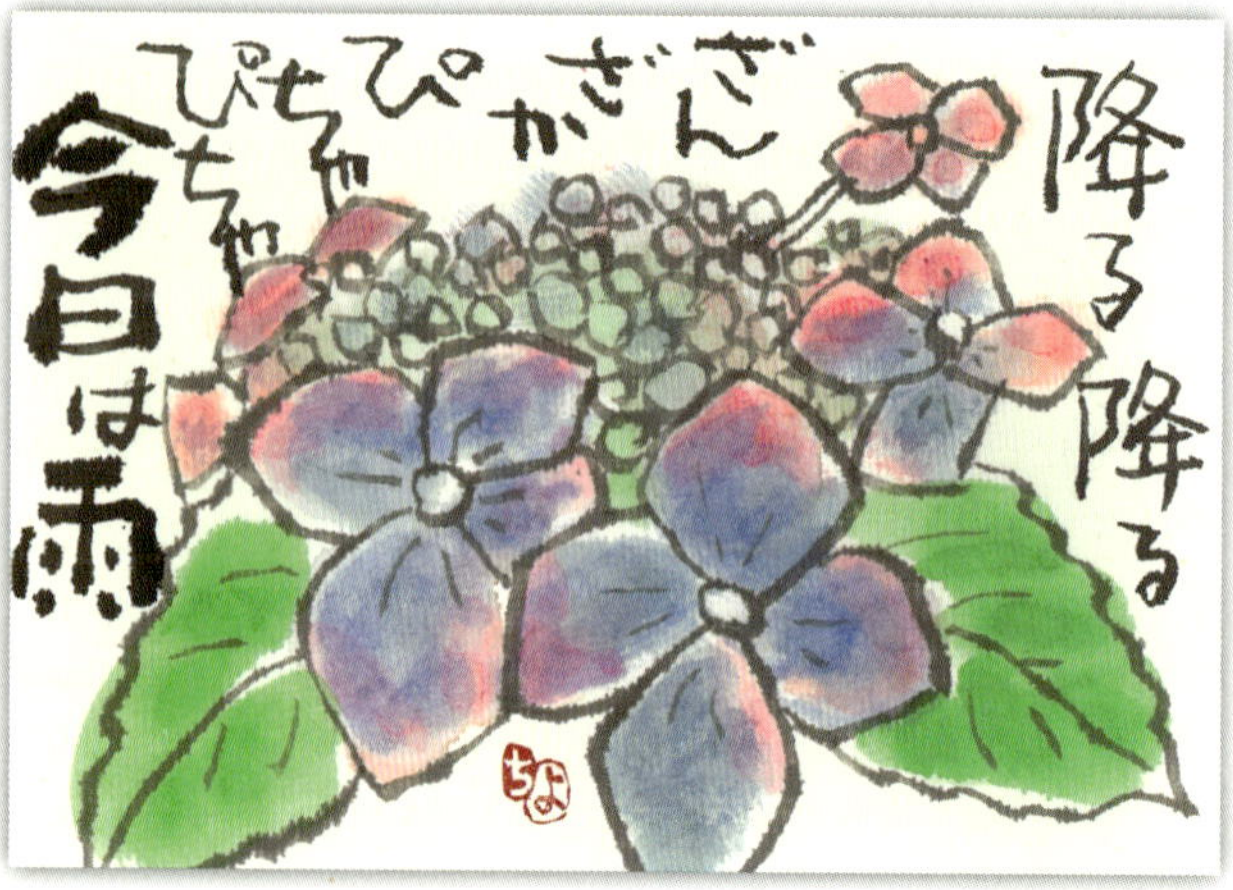

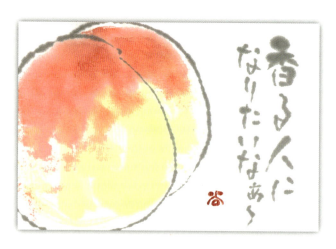

雨音に、食感。イメージを膨らませて

紙にとっては大切なことではないでしょうか。

おいしそうな桃に彩色するときには、とろりと甘いあの味を思い出しましょう。味覚が刺激されるに違いありません。夏休みに訪れた海辺の町の風景を描くときには、潮の香りをイメージしてください。きっと嗅覚が刺激され、楽しかったひと夏の経験が甦ってくると思います。

同じ画題を描いたとしても、人によって色のつけ方は異なるもの。それがその人の個性であり、絵手紙のおもしろいところです。色をつけるときには大いにイメージを膨らませてください。そのことによって脳はさらに刺激されるでしょう。

◆絵手紙力で認知症予防　ポイント７

・色をぬる作業プランを立てることで脳を活性化させよう
・イメージを膨らませながら彩色してみよう

8 手を動かすことで脳を活性化

皆さんは絵手紙をかくときに何で描きますか。おそらく筆やペンで描くというのが一般的なところでしょう。魅力的な絵を描くには、それらの用具を手で器用に扱わなければなりません。筆を持つためには、まず親指と人さし指で筆をはさみ、それを中指で支えます。この動きを可能にするためには、指がそれぞれ独立して動かなければなりません。また親指の腹側と他の指の腹側が合わさるような動きも必要になります。この動きは高等霊長類において初めて可能になったと言われています。

そして手を器用に使うためには、それに対応して脳も上手に使う必要があるでしょう。脳は手がどのように動いているかという情報を常にキャッチしており、その情報をもとに手の動きを微調整しています。つまり脳が上手に働かなければ、手もうまく使えないということになるのです。ここでは手と脳の関係について触れながら、手を使うことによる脳機能への影響について述べていきたいと思います。

さて、アクティブタッチという言葉をご存知でしょうか。これは手で自由に対象物に触れることによって生じる知覚で、能動的触覚と呼ばれているものです。人の手のひらにはたくさんの受容器《じゅようき》（刺激を受け入れる器官）があるため、感覚器官としてとても大切な役割を果たしています。

例えば対象物の形やかたさ、また重さや手触りなどを調べるときには、手や指を細かく動かしながら探っていきます。もし手や指が自由に動かなかったら、対象物の正確な情報を知ることはできないでしょう。このように手が自由に動くということは、外界の情報を取り入れるうえでも重要なことなのです。

次ページの図をご覧ください。これは脳神経外科医のワイルダー・ペンフィールドの脳地図と呼ばれるものです。図の右側が手や指を動かすときに運動の指令を出す運動野、左側が物を触ったり体を動かしたりしたときの感覚を感じとる感覚野です。したがってこの図は、大脳と体のどの部分がどれくらいの割合でつながっているかを示したものになります。

ここで注目してほしいのは、運動野にしても感覚野にしても手の占める割合が大きいことです。この部分が大きいということは、それだけ感覚が鋭敏であるということを意

ペンフィールドの脳地図

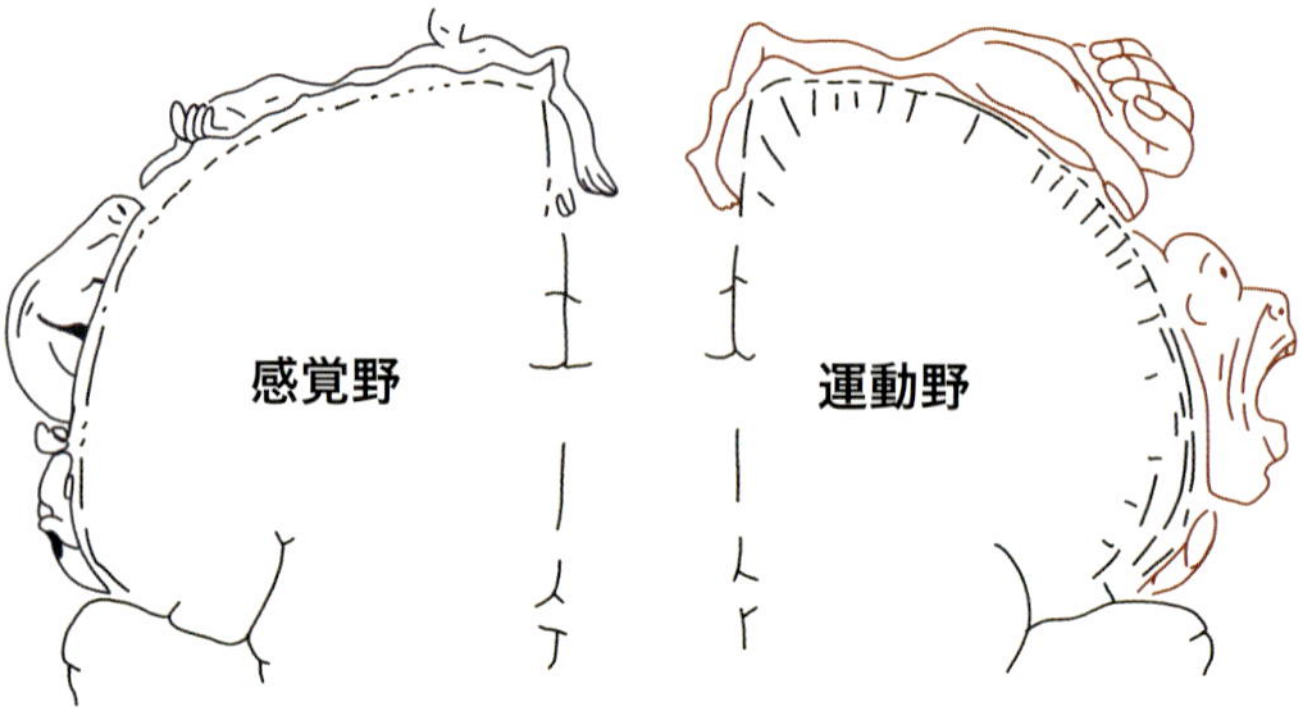

味しています。手は繊細な感覚を駆使して細かい作業を行うことが多い部位です。つまり手や指をよく動かせば、それだけ運動野の広い範囲から指令が出されることになり、また動かしたときの情報も感覚野の広い範囲でキャッチすることになるので、脳を広範囲に刺激することができるのです。

ではどうしたら手を使いながら上手に脳を活性化することができるでしょうか。そのためには手の運動を通して鋭敏な感覚を養うことです。手の感覚には触覚をはじめとして、圧迫されたときに感じる圧覚《あっかく》、温度を感じる温冷覚《おんれいかく》、痛さを感じる痛覚《つうかく》などがあります。また体を動かしたときの筋肉や関節の状態を脳へ知らせる固有感覚《こゆうかんかく》も関係しています。これらの感覚が鋭敏に働くからこそ、繊細な手の運動が可能になるのです。また逆に繊細に手を動かせるからこそ、細やかな感覚情報を脳に送ることができると言えるでしょう。

以上のことを参考にするなら、絵手紙は手を使いながら上手に脳を活性化するための行為としてもってこいではないでしょうか。例えば筆の持ち方もいろいろあると思いますが、それぞれの持ち方によって指の使い方が若干違ってくるでしょう。線を引くときも、力を入れれば筆先が開いて太い線が現れ、緩めれば細い線に変わります。色をぬるときもそうでしょう。濃くぬるときには強く、逆に淡くぬりたいときにはやさしい筆運びになるはずです。

このような絵手紙をかくかき方を支えているのは、鋭敏な感覚と運動です。感じながら描き、描きながら感じる。この繰り返しによって絵は上達し、脳はそれに応じて変化していくでしょう。つまり手が上手に使えるということは、脳が上手に使えているということなのです。

力の入れ具合や筆運びによって現れる線や色彩の濃淡は刻々と姿を変えていきます。

絵手紙をかくにあたっては筆先の感覚に集中しましょう。普段からどうしたらどのような線が引けるのかを考えながら練習するのもいいと思います。またさまざまな道具を使って描くことも脳の刺激となります。筆はもちろんのこと、ボールペン、クレヨン、色鉛筆、ときには竹や割り箸、綿棒やようじなど筆記用具以外のものを使ってみるのも新鮮な刺激となるでしょう。慣れた動きよりも、考えながら動かすほうが脳の活性化にはおすすめです。

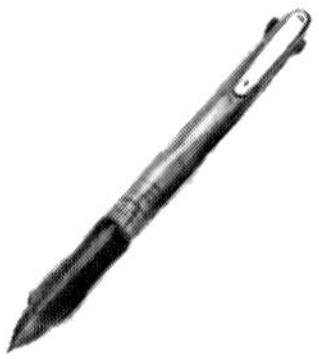

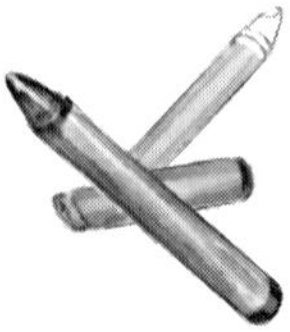

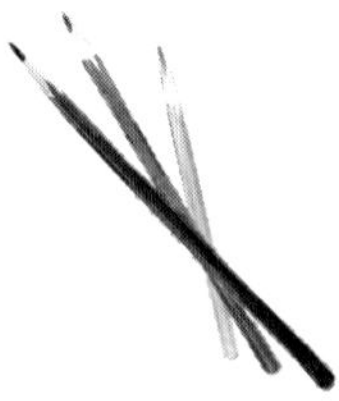

◆絵手紙力で認知症予防 ポイント8

＊手をよく動かすことで脳を刺激しよう

＊筆先の感触を意識しながら描いてみよう

9 いろいろな対象を描こう ― 好奇心が脳の性能を引き出す

絵手紙にかかれる対象はさまざまです。静物、風景、人物などが個性豊かにかかれており、私たちを楽しませてくれます。しかし人には得手、不得手があるので、中には同じような対象ばかりを描く人もいるかもしれません。

でもどうでしょう。世界は色や形、そして動きにあふれています。限られた対象ばかりではもったいない。ぜひいろいろな対象について興味を持って描いてみましょう。自分にとって難しそうな画題であっても挑戦してみてください。それが脳の性能を引き出すきっかけとなるはずです。

私がリハビリを担当したDさんは、最初は野菜や果物、そして庭の草花ばかり描いていました。本当は人物や動物も描きたいと思っていたらしいのですが、顔の表情が難しいということで敬遠していたのです。

ある日、そんなDさんが一枚の絵を持ってきました。そこには「キツネ？」とおぼしき絵が描かれているではありませんか。キツネにしてはちょっと足が長すぎるかなと思ったのですが、「個性的なキツネですね」と答えました。すると「それ、ウマです」とすかさず返されてしまったのです。

確かに全体のフォルムはウマに見えなくもありません。しかし顔はどう見てもキツネです。そこでこの絵を「キツネウマ」と命名し、二人して大笑いしました。その後Dさんは、この「キツネウマ」をきっかけに動物や人物の絵にも挑戦し始め、ついにはコンクールで賞を取るまでになりました。

Dさんは一つの絵をきっかけとして、新しい世界を開いていきました。そのことがDさんの精神世界を豊かにしたことは想像に難くありませんが、もう一つの恩恵を忘れてはなりません。それは好奇心や興味を持って新しいことを始めることが、脳の性能を引き出す鍵となるということです。

では新しいものへの好奇心や興味が脳の性能を引き出すとはどういうことでしょうか。それにはシータ波という脳波が関係しています。脳研究者の池谷裕二氏は、シータ波のリズムは海馬《かいば》の神経回路を柔軟にし、脳の感受性を高い状態に保つために重要であると指摘しています。

このシータ波は新しいものに出会ったり、知的好奇心を持って探索したりするときなどに強く出ることが知られています。逆にいつも同じようなことばかりやっていると、シータ波は出づらくなってしまいます。つまり脳を感受性の高い状態にしておくためには、知的好奇心を持って新しいことに挑戦することが重要です。それによってシータ波がより強く出れば、脳はいきいきとしてくるでしょう。マンネリ化した行動では、脳の性能を十分に引き出すことはできないのです。

私たちの脳はできてあたりまえのことばかりやっていてもあまり喜びません。むしろ多少歯ごたえのある課題のほうが快く感じる傾向があります。ここである研究を紹介しましょう。

サルにえさを与える直前に光で合図を出すようにします。これを繰り返していると、やがてサルはその光がえさをもらえる合図であることに気づきます。このとき快楽を生み出す細胞であるドーパミンニューロンが活発に反応しました。こうして光がえさをもらえる合図であることを知ったサルで再び実験を行います。すると光の合図が出てからえさをもらっても、サルのドーパミンニューロンは反応しなかったのです。おそらくサルは、光の合図が出ればえさをもらえて当然と思っていたので、喜びがなかったからだと考えられています。

ドーパミンニューロンは快楽を生み出したり、集中力ややる気を維持したりするのに重要な役割を果たしています。しかしあたりまえの状態＝マンネリ化状態が続くと、ドーパミンニューロンの反応は鈍くなり、集中力ややる気も低下すると言われています。

ではドーパミンニューロンの活動が最大になるのはどのようなときでしょうか。それはえさの出る確率が五〇％のときだそうです。つまりどっちつかずの確率で報酬がもらえるときに最も快楽を感じるということになります。この「えさの出る確率」を「ある課題ができる確率」と読みかえてみましょう。すると課題ができる確率が半々ぐらいの難易度のときが、最も快楽を感じているということになります。どうやら脳は不確実な状態を楽しむようにできているようです。

以上のようなことはリハビリテーション医療の現場でも言えることです。例えば脳梗塞で右半身が麻痺した患者がいるとします。最初、立つことも難しい状態のときに、「一キロ歩け」という課題を出しても難易度が高すぎてうまくいかないでしょう。そのようなときは、まず座位《ざい》や立位《りつい》の安定化を優先します。

しかしいつまでも座位や立位の練習だけでは前に進めません。少しずつ立位が安定してきたら次の課題、すなわち歩行練習に取り組む必要があるでしょう。ただしここで重要なのが、次の課題にステップアップする際の見極めです。なぜならあまりにも難易度の高い課題を先取りして行うと、患者がかえって自信を失ってしまうことがあるからです。

患者の中には、社会復帰を急ぐあまりに難易度が高い運動課題に挑戦したがる人がいます。その気持ちはわからなくはありませんが、無理をして挑戦してもうまくいかず、運動が崩壊してしまう場合が少なくないのです。

ある土木建設業に従事する脳梗塞の患者さんは、一日も早く現場に復帰したいとの思いから、立位もままならないのに一人で歩く練習を行ってしまいました。その結果、病棟の廊下で転倒してしまい、将来を悲観するようになってしまったのです。

このようにならないようにするためには、最大限の能力を発揮すればできるレベルの課題を見極めることです。そして一つ一つの課題を着実にこなしていくことが大切になるでしょう。そうすることで集中力ややる気は向上し、全体としてのレベルも上がっていくことが期待できるのです。

ここまでの知見を絵手紙にあてはめてみましょう。もし皆さんがいつも同じような画

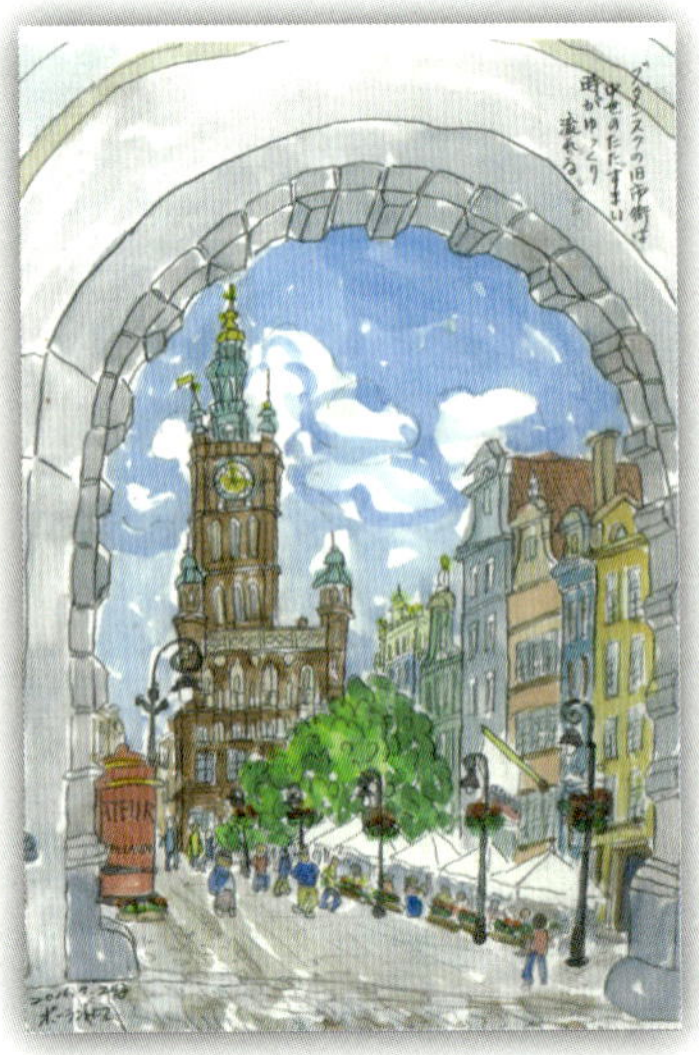
グダンスクの旧市街は
中世のたたずまい
時がゆっくり
流れる。
ポーランド

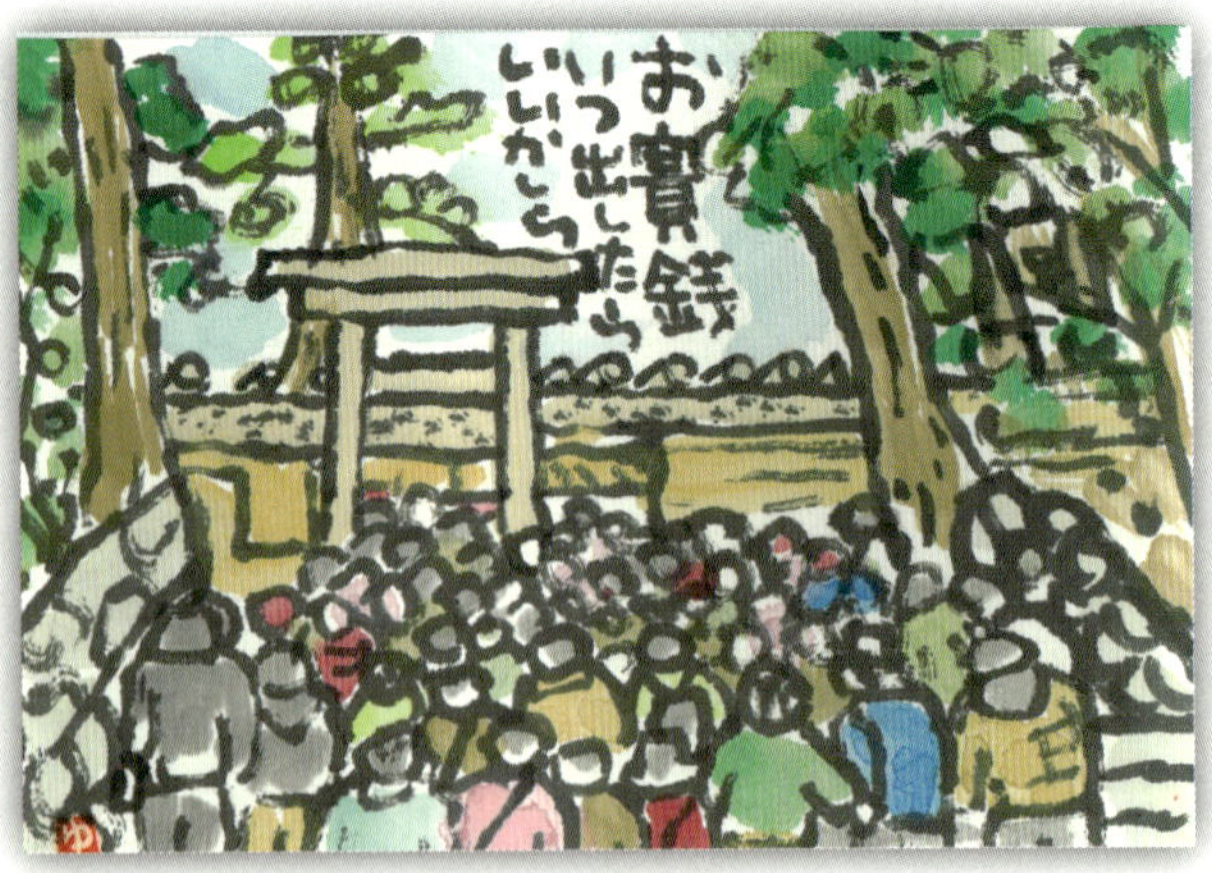
お賽銭
いつ出したら
いいかしら

好奇心を持っていろいろなモチーフにチャレンジ

題ばかり描いたとしたら、シータ波を強く出すことはできないでしょう。結果、脳の感受性も鈍くなってしまうおそれがあります。さらにドーパミンニューロンも反応しないため、楽しさを生み出すこともできず、集中力ややる気も低下してしまいます。

逆に興味を持って新しい画題に取り組めば、シータ波が出て脳の感受性が上がることが期待できます。そしてやや難易度の高い画題に挑戦すれば、ドーパミンニューロンが反応し、楽しさとともに集中力ややる気が出てくるのではないでしょうか。

以上のことからおわかりのように、脳の性能を引き出すためには、好奇心を持っていろいろな画題に取り組むことが有効です。「単純なものから複雑なものへ」、「描き慣れた画題から描いたことのない画題へ」という意識を大切にしましょう。「私に描けるのかしら…」と思ったときはチャンスです。脳はそのチャレンジをきっと喜ぶはずですよ。

◆絵手紙力で認知症予防　ポイント9

＊興味を持って描くことで脳の感受性を高めよう

＊描き慣れない画題にも挑戦しよう

10　実行機能は絵手紙で鍛えよう

高次脳機能の一つに実行機能と呼ばれている脳の働きがあります。実行機能とは、計画を立てて物事を順序よく進めるための能力であり、私たちが社会において自立した活動を遂行するうえでとても重要な機能です。しかし認知症になると、往々にしてこの実行機能が障害されてしまい、日常生活に不都合が生じることになります。ここでは絵手紙を通して実行機能を維持していくことを提案します。

まずは実行機能の大切さを理解していただくために、私の経験談をお話しします。

肩関節の骨折で外来リハビリ通院をしていたEさん。温厚な方で、リハビリ中も普通に会話をしていました。ある日、Eさんの夫が相談したいことがあるといってやってきました。どうも最近、Eさんの様子が以前とは違うらしいのです。Eさんはとても料理上手で、スーパーの出来合いのおかずなどめったに買わない人でした。ところが近頃では、出来合いのおかずを買ってくることが増えたそうです。また料理の段取りが悪くなり、鍋を火にかけていることを忘れてしまったこともあったそうです。

先ほど認知症になると実行機能が障害されやすくなると述べましたが、Ｅさんの例はまさにその典型と言えるでしょう。段取りが悪くなるとは、計画的に順序立てて物事を行えなくなるということです。ご承知の通り、料理は複数の工程からなる一連の行為です。食材を洗い、皮をむき、細かく切り分け、調味料を加え、そして火にかける。料理を滞《とどこお》りなく行うには、これらの作業を順序よく行うことが必要なことは言うまでもありません。それができなくなっているということは、推して知るべしではないでしょうか。

以上のようなことから、Ｅさんは認知症による実行機能障害が疑われる状態であったのです。Ｅさんの夫には一度専門医の診察を受けることをすすめました。

実行機能は、目標を立てる、計画する、実行する、そしてそれを維持するために複数の認知機能が働く包括的な脳機能と言われており、前頭葉《ぜんとうよう》が重要な働きをしています。日常生活を支える大切な認知機能ですので、ぜひとも維持していきたいものです。その点、絵手紙は複数の工程からなる行為ですので、実行機能を働かせるには適した活動と言えます。そのことを理解するために、絵手紙をポストに投函するまでを実行機能の四つの要素ごとにみてみましょう。

実行機能の４つの要素

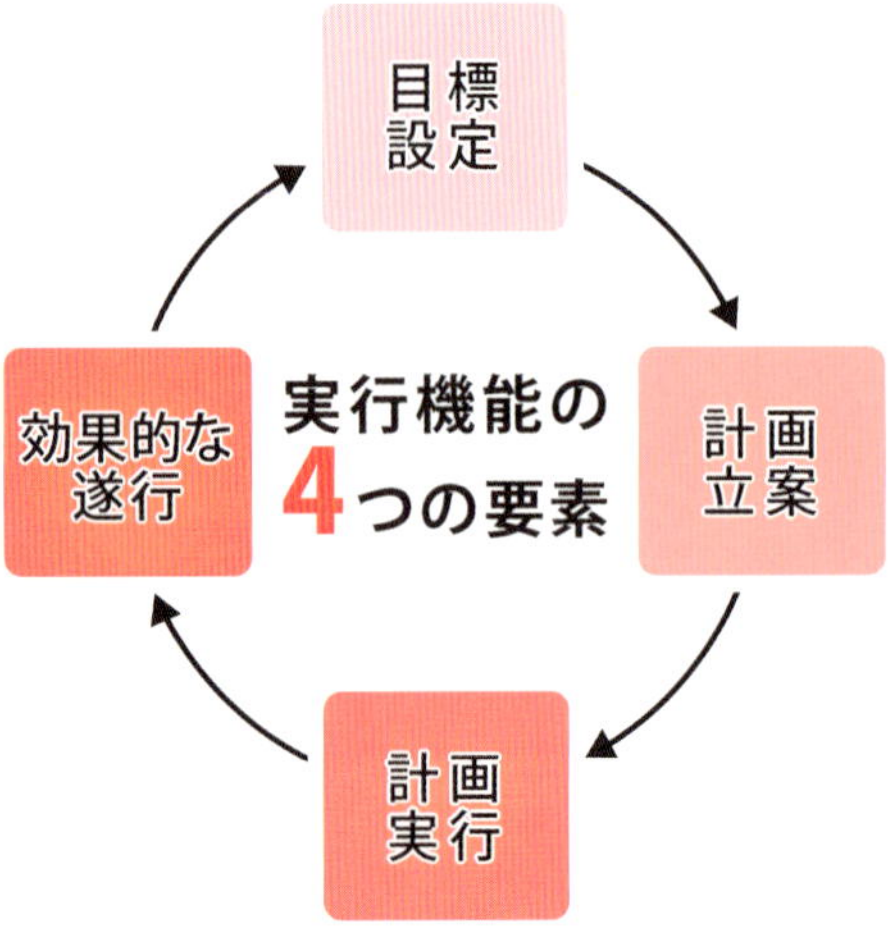

まず実行機能の一つ目の要素として、目標設定が必要となります。例えば「お世話になっている知人に絵手紙で暑中見舞いを出す」というのがそれにあたります。すべての行動は、このように目標が定められることによってスタートします。

二つ目の要素として計画立案があげられます。描く対象や画材道具を決定し、おおよその完成期間を定めるという計画がなければ、描くという行動に移ることはできません。計画の立案のためには、合理的な判断力や先を見通す予測

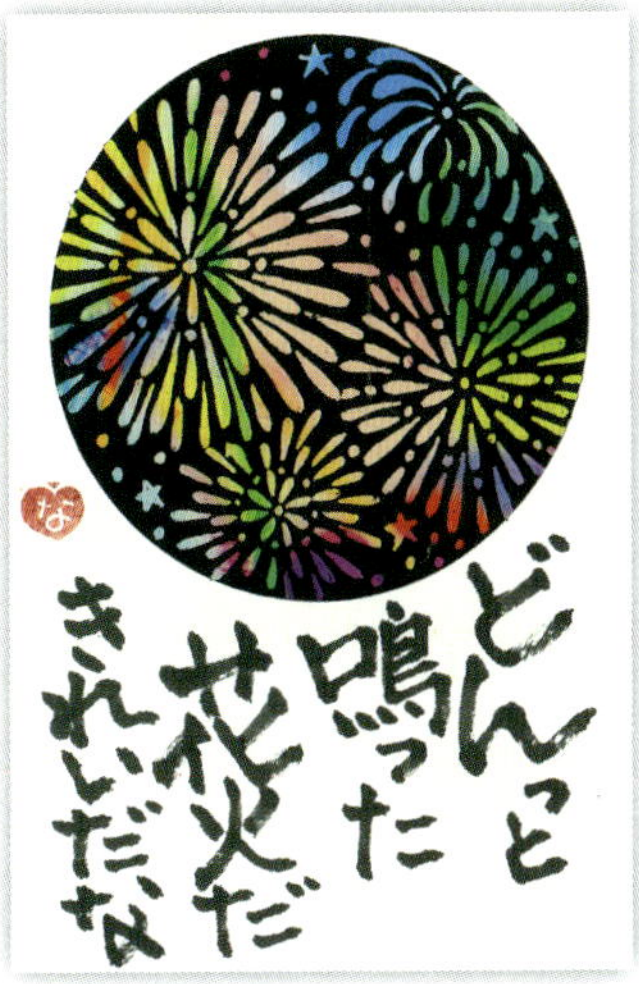
どんっと
鳴った
花火だ
きれいだな
な

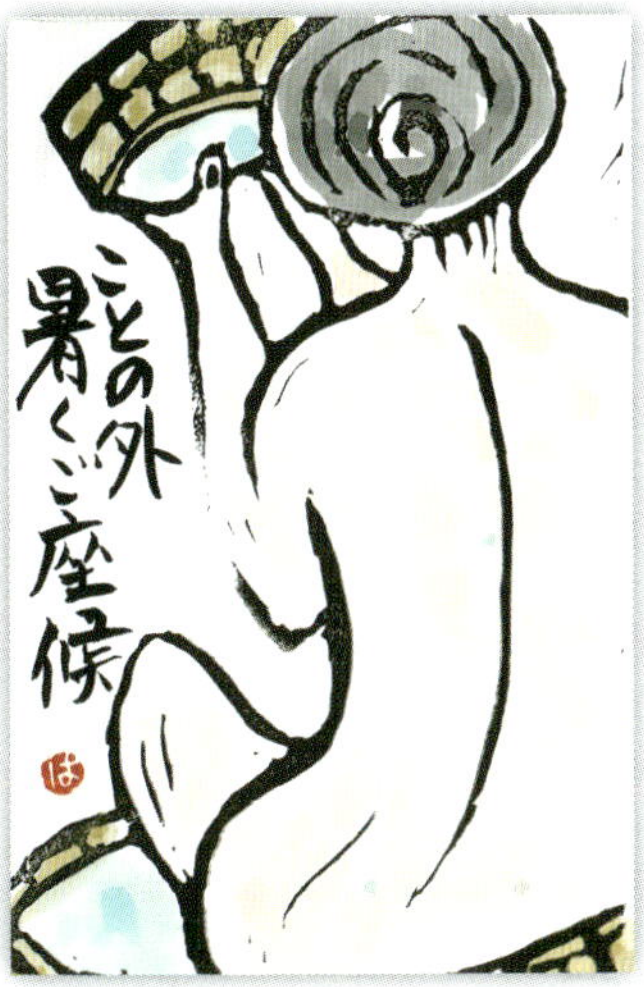
ことの外
暑くご座候
ば

暑中見舞いの絵手紙を出すにも実行機能が働いている

力が必要となります。

そして三つ目の要素が計画実行です。実際に道具を用意し、一連の手順に従って描き進めていきます。もし途中で至急対処しなければならない用事ができた場合、一旦筆を置き、そちらを優先しなければなりません。つまり計画の実行には、必要に応じて計画を修正する能力、すなわち優先順位をつける能力も含まれています。

そして実行機能の最後の要素が効果的な遂行です。目標通りに物事を進めるためには、最も効果的な方法を探りながら行うことが大切です。例えば不測の事態によって、このままでは暑中見舞いの期間中に完成できそうもないときは、やり方を変更する必要があるでしょう。雑事によって描く作業が中断されづらい早朝の時間帯に描く、一回あたりの描く時間を長くする、さらには一日複数回描く時間をつくるなど方法はさまざまです。いかにしたら遂行の効率化が図れるのかを思考する力が問われるでしょう。

このような過程を通してようやく絵手紙は完成します。最後に完成した絵手紙をポストに投函することによって、「絵手紙で暑中見舞いを出す」という目標は達成されることになります。すでに絵手紙を始めている方にとってはあたりまえの行為でしょうが、そのあたりまえの行為は複数の認知機能からなる総合的な脳機能が支えているのです。したがって絵手紙を出すという行為を続けていれば、このような一連の認知機能を繰り返し活性化していることになるので、実行機能の維持、ひいては認知症予防の一助となることが期待できるでしょう。

絵手紙を通して認知機能の維持を図るにあたっては、一つ一つの行為をていねいに行うことをおすすめします。例えば机の上をきれいに整理する、画材を所定の場所にそろえて置く、使った筆をていねいに洗うなどの行為を意識して行ってみましょう。面倒くさいといって端折《はしょ》らないことが大切です。

メジャーリーグで活躍していたイチロー選手は道具を大切にすることで有名です。子どもの野球教室で「野球がうまくなりたかったら道具を大切に扱いなさい」と説いています。道具を大切に扱うということは、一つ一つの所作を大切にすることにつながります。そして、その一つ一つが滞りなくつながることによって、目標とする行為が成就《じょうじゅ》するのです。このとき実行機能という高度な脳機能が働いていることを忘れないようにしましょう。

◆絵手紙力で認知症予防　ポイント10

＊絵手紙で段取り力を鍛えよう

＊一つ一つの行為をていねいに行おう

コラム

好奇心が絵手紙を育てる

六十の手習いという言葉がありますが、いくつになっても新しいことにチャレンジする人は若々しい印象があります。このような人はとても好奇心が旺盛なことが多いようです。

リスクを恐れずに新しい世界に飛び込んだとき、そこには今まで経験したことのない驚きがいっぱいあるでしょう。そしてさまざまな疑問が頭に浮かぶはずです。このときの「なぜだろう」という問いの繰り返しが、さらなる好奇心を生み出すことになるのです。

好奇心がもたらす恩恵については多くの研究があります。例えば三歳から十一歳までの非常に好奇心の強い子どもは、好奇心をほとんど示さない子どもと比べて、知能指数が12ポイント高かったという研究があります。また好奇心が強いと忍耐力や根性が育まれたり、献身度が高まったりするという報告もなされています。このように好奇心とは、新たな世界への扉を開く源泉としてのみでなく、多

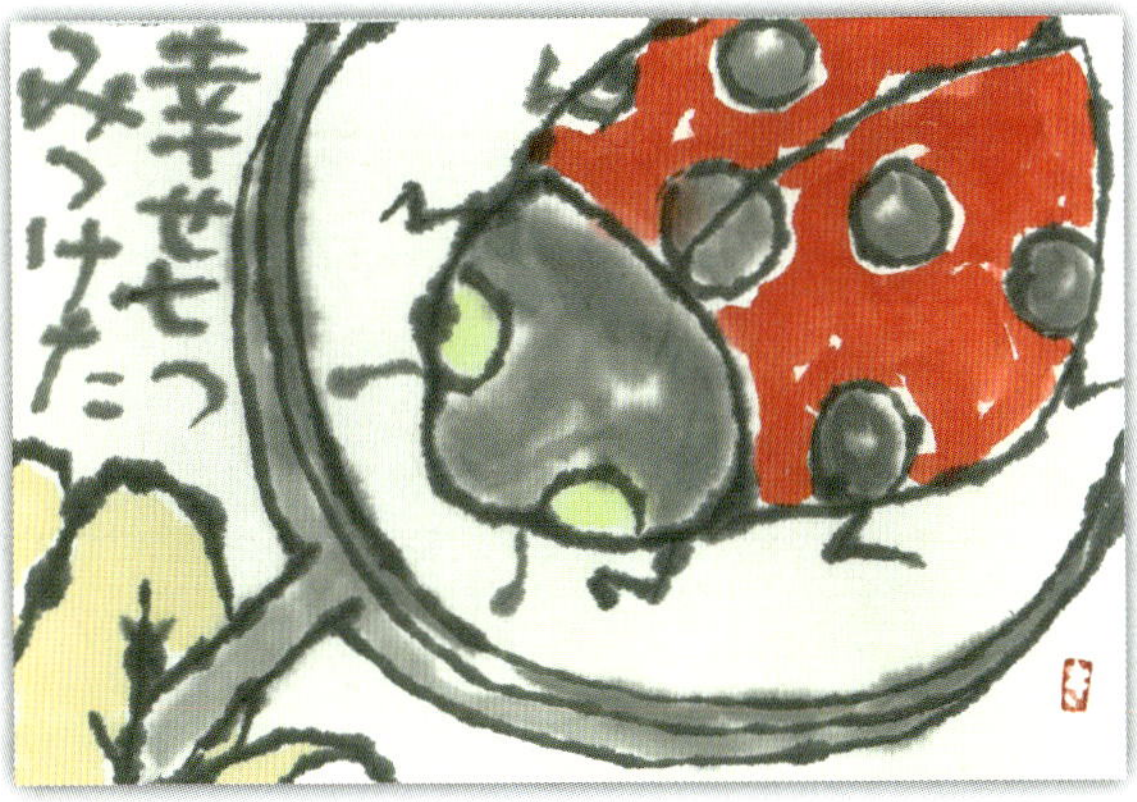

くの恩恵を与えてくれそうです。

従来、好奇心は「どのくらいあるか」が問われていましたが、現在では「どのような好奇心があるか」が問われる傾向にあるようです。つまり好奇心を単一の資質としてとらえないということです。ここではジョージ・メイソン大学のトッドＢ・カシュダン氏らのグループによる好奇心の五つの類型を紹介します。

第一の類型は欠落感です。

「自分には足りない知識があり、それを身につければ安心できる」という気づきによる好奇心です。

第二の類型は心躍る探求です。

素晴らしい出来事に魅了されたことによる好奇心です。

第三の類型は社会的好奇心です。

話す、聞く、観察することによって他人の思考や行動を知ろうとする好奇心です。

第四の類型はストレス耐性です。

新しい状況への不安を受け入れ、それを活用していこうという好奇心です。

第五の類型は高揚感の追求です。

興奮に満ちた強烈な体験をするためなら、リスクをいとわないような好奇心です。

以上のような五類型に従って絵手紙への好奇心を表すと、次のようになるのでしょうか。

＊自分の絵手紙にはまだ足りないところがあることを自覚し、これからも探求していきたいと思う。
＊素敵な絵手紙に触れることで心が躍り、これからも追求していきたいと思う。
＊他人がどのように絵手紙に取り組んでいるのかを知りたいと思う。

＊今までとは違うスタイルでの取り組みを躊躇《ちゅうちょ》しない。
＊新しいチャレンジは不安であるが、そのほうが生きている実感につながると思う。

いかがでしょうか。皆さんはこのような好奇心を持って絵手紙に取り組んでいますか。人はある程度結果が予測できてしまう状態だと退屈してしまいます。新しい目標を定め、そこに向けてチャレンジしなければ成長は望めないでしょう。絵手紙も例外ではありません。常にステップアップしていこうとする気持ちを大切にしてください。好奇心を持って進もうとするとき、絵手紙も、そして皆さん自身も一段と進化するのではないでしょうか。

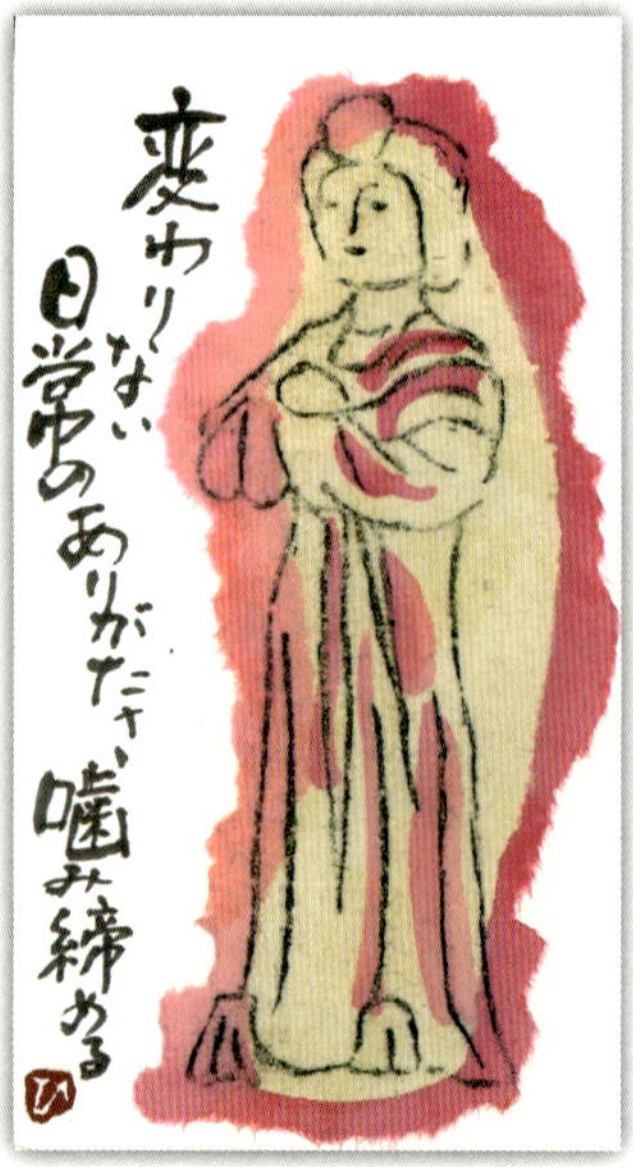
変わりない
日常のありがたさ
噛み締める

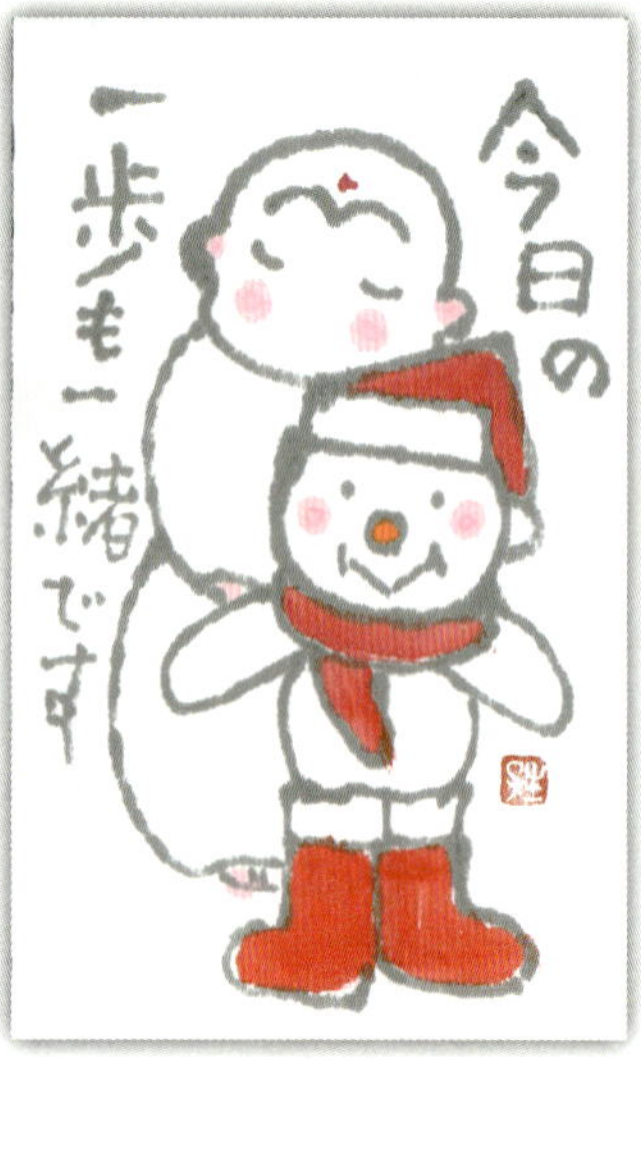
今日の
一歩も一緒です

第2章　書くことで認知機能アップ

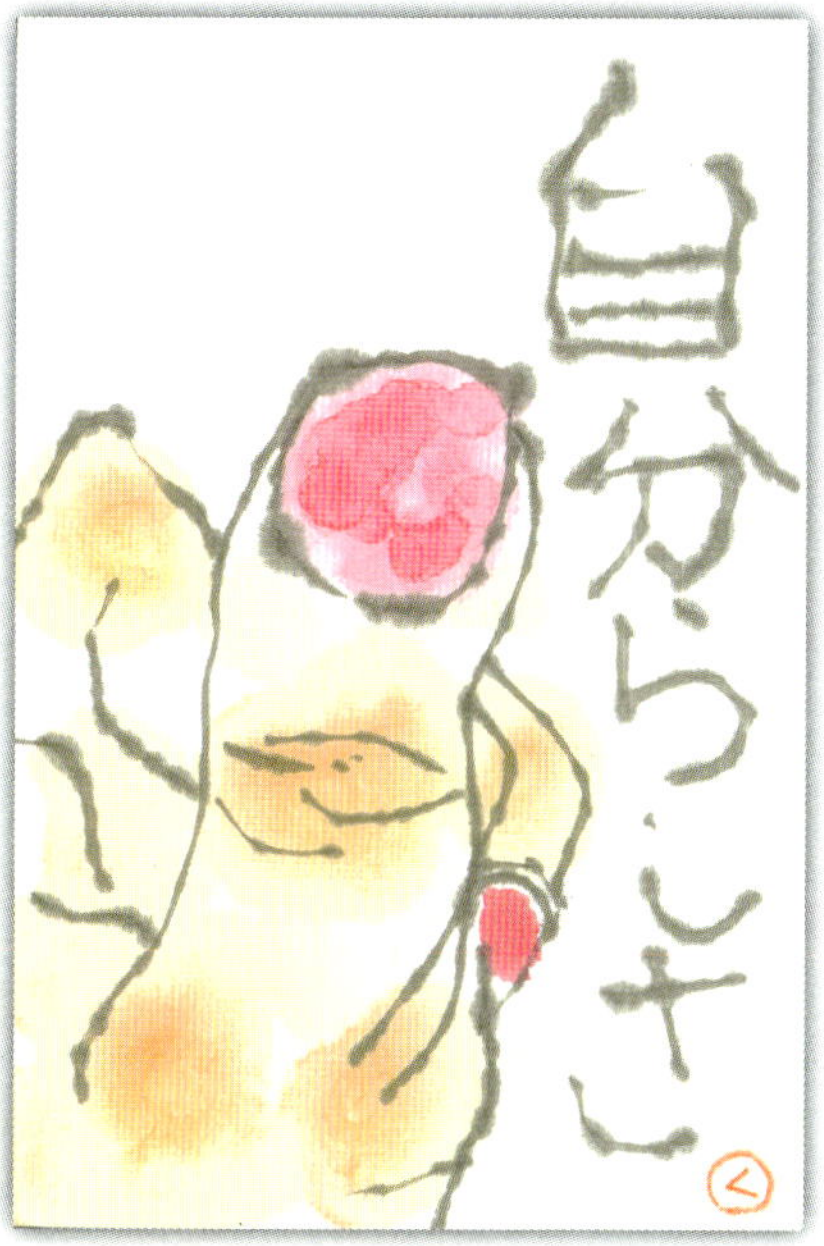

1 「書く」ということ

そもそも「書く」とはどのような行為なのでしょうか。最近の人はものを書かなくなったなどという話を耳にしますが、それでも私たちの日常は「書く」という行為であふれています。例えば手紙やメールはもちろんのこと、小学生が宿題の読書感想文を書く、大学生が卒業論文を書く、ビジネスパーソンが企画書を書く、そして小説家が小説を書いたり、シニア世代の方が自分史を書いたりするなどがあげられるでしょう。

これら「書く」という行為に共通しているのは、自分という存在を相手に届けたいという気持ちでしょう。したがって「書く」という行為は、自分が感じていることや考えていることをできるだけ正確に相手に伝えようとする営みと言えるのではないでしょうか。

では「書く」という行為を十分に成立させるためには、どのような配慮が必要となるでしょうか。ここでは「話す」という行為と対比しながら考えてみたいと思います。

「話す」という行為は、目の前の相手との素早いやり取りによって進行します。私が話しかければ相手が受けてくれ、そして話し返してくる。そしてそれを私が受け、また話し返す。この繰り返しが「話す」という行為です。

さらに目の前に相手がいるわけですから、声のトーン、リズム、アクセント、顔の表情、身振り手振りといった情報までキャッチできます。私たちはこれらの情報と、相手が話す内容を総合的に判断して、相手の真意を理解しようとするのです。つまり「話す」とは、話す内容と背景（声や表情など）を素早く交換しながら進行する行為と言えるでしょう。

会話中の人物を観察したある研究に次のような報告があります。

なんと会話者同士の身体の動きは、まるで鏡に向かい合っているかのようにタイミングが合っていたというのです。そしてこのタイミングの同調リズムは、終始ほとんど崩れなかったそうです。つまり目の前に話し相手がいるというコミュニケーションのあり方は、身体を介して影響し合う行為と言えるでしょう。

もし互いの視線、表情、身振りなどの非言語的な身体動作のタイミングが合わない場合、互いの言葉はまったくかみ合わなくなることは言うまでもないでしょう。このような要素を含むのが「話す」という行為なのです。

これに対して「書く」という行為は、目の前に相手がいるわけではありません。そのため自分の気持ちを、声や表情などで補完して伝えるというわけにはいかないのです。したがって、自分の感じていることを正確に伝えるには、より慎重に言葉を選ばなければなりません。

たとえ似たような言葉であっても、選び方によっては微妙にニュアンスが異なることがあります。例えば「あの先輩は人がいい」と「あの先輩は気立てが良い」という文章は、両方とも先輩の気が良いことを述べた文です。しかし前者の文は、人柄は良いけれど他人の言いなりになりがちであるとネガティブにとることもできます。もし先輩の気の良さをポジティブに伝えたいのなら、後者の文のほうが無難かもしれません。

また日本語は三種類の文字を持つ言語です。同じ文字を表記する場合であっても、漢字、ひらがな、カタカナではそれぞれ印象が変わります。「お洒落なレストラン」、「おしゃれなレストラン」、「オシャレなレストラン」という三種類の表記を比べてみましょう。漢字で書くと画数も多く、どこか古風で由緒正しい雰囲気が漂います。ひらがなでは柔らかくやさしい感じがします。一方、カタカナ表記はシャープな印象を与え、最近できた流行のレストランなのかなという印象を与えるでしょう。

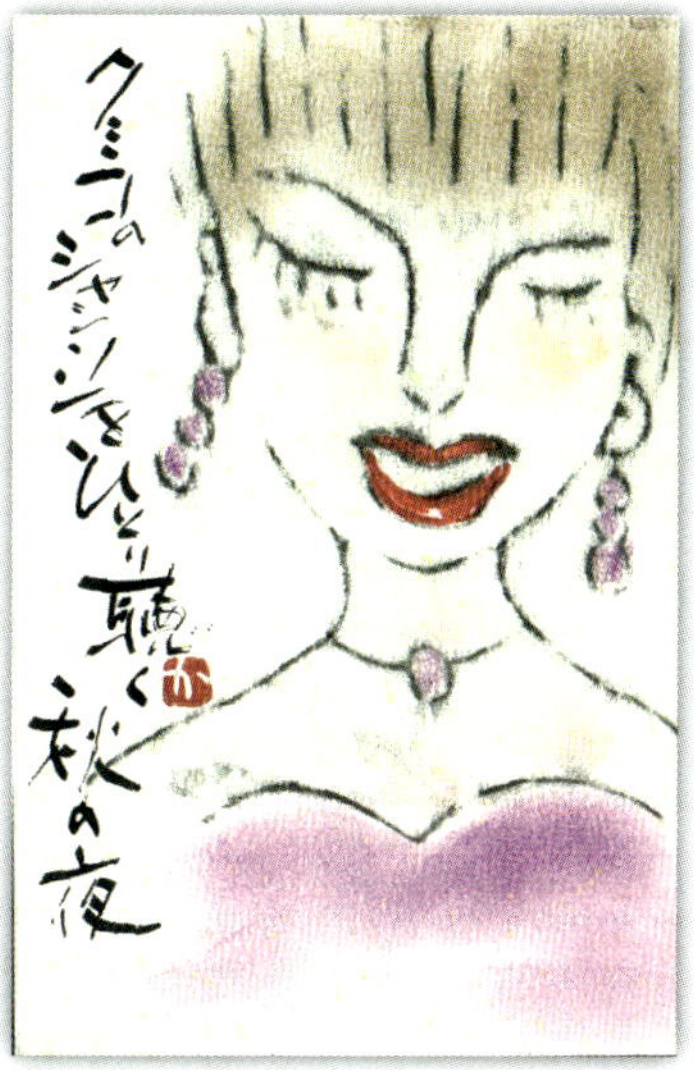

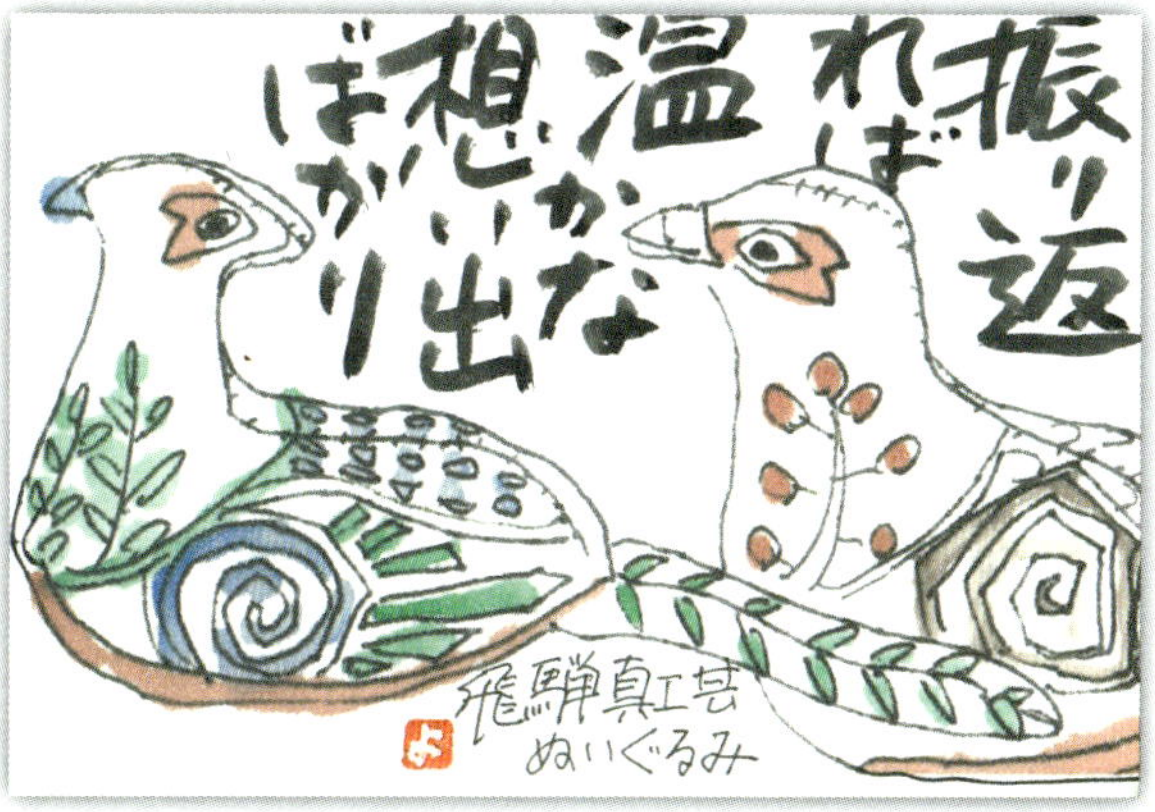

自分を見つめ直し、相手への思いがあふれた言葉を

このように「書く」ことによって自分の気持ちを正確に相手に届けるためには、洗練された言葉選びが不可欠です。そのためには語彙《ごい》を引き出し、文法に則《のっと》って文章を構成し、読み返して修正加筆を加えながら総合的に判断して文章を産み出す能力が必要となります。「書く」という行為は、このように認知機能を使うものなのです。

どのような言葉を選び出してくるかは、その人の長期記憶に蓄積された人生経験そのものにかかってきます。つまり言葉選びとは、書き手の存在そのものの「棚卸し」であると言えるのかもしれません。自分を見つめ直し、真摯《しんし》な態度で紡ぎ出したものはきっと相手に伝わるはずです。この一連のプロセスが脳にとって良い刺激となるでしょう。

そしてもう一つ、「書く」という行為において認識しておきたいことがあります。それは書かれた文字というものは、身体性を色濃くまとっているという事実です。つまり同じ文字を書いても、書き方によって異なるメッセージを含んでしまうということです。

書家の石川九楊《いしかわきゅうよう》氏はそれを次のような例で説明しています。

ていねいに心をこめて書かれた「ありがとう」は感謝の意味である。「しかし走り書かれていれば、別段有難いわけでもないが一応礼は言っておくという意味におわる。そしてなぐり書かれていれば『迷惑だ』という意味にすぎない」と述べています。

確かに文字の強弱や大小、そして疎密などは、書き手の精神性の反映です。したがってどのように文字を書き記すのかというその過程――筆への力の入れ具合、筆先の角度、運筆のスピードなど――が大切なのです。この点を意識して書いていると、そのうちに個性のにじみ出た文字として表現できるようになっていくでしょう。

言葉を選び、そしてどのようにそれを文字として表現するのか、その全体が「書く」という行為です。そのすべてに真摯に取り組んだとき、自分という存在を相手に届けることができるのではないでしょうか。

◆絵手紙力で認知症予防　ポイント11

＊文章を生み出すには高度の認知機能が必要

＊相手のことを思いながら言葉を選ぼう

2　読み書き習慣で認知症予防

日本医師会のホームページを見ると、「今日からできるがんばらない健康法。健康のための、一、十、百、千、万！」なるものが紹介されています。提唱者の杏林大学名誉教授石川恭三氏によると、以下の内容を毎日行うことが健康につながるとのことです。

一読：新聞・雑誌・本など、一日一回、文章を読み、認知機能を刺激しましょう。
十笑：一日十回、笑いましょう。免疫力が高まり、がん予防になるとも。
百吸：一日百回、深呼吸を。肺機能を高め、自律神経の安定化・ストレス解消に。
千字：日記・手紙・メモなど、一日千字書いて、認知機能を高めましょう。
万歩：歩くことはメタボ予防、記憶力向上、認知症予防に効果的。無理ない範囲で毎日歩きましょう。

これによると認知機能を維持、向上するためには、文章を読んだり手紙を書いたりすることがよいとして推奨されています。確かに毎日読み書き能力を鍛えていれば、それだけ頭を使うので認知症を遠ざけてくれそうな気がします。いくつかの研究においても、読み書きが認知機能によい影響を与えるとの結果が出ています。

京都の特別養護老人ホームで三九名の認知症の方を対象とした研究報告があります。対象者を学習群と対照群の二つに分けました。学習群の高齢者には、半年間にわたり週三日、一回15～20分程度の音読や計算問題を行ってもらいました。その結果、学習群の高齢者においては、認知機能や前頭葉機能が改善していたことがわかったのです。

このような結果になったのは、音読などの活動によって、前頭前野がつかさどる実行機能が活性化されたからではないかと研究者は推察しています。実行機能は行動のプランニング、選択、抑制などを行う重要な認知機能と言われています。もし音読などの活動によって実行機能が活性化され、かつ認知症の方の認知機能にとってポジティブに働くのであればうれしい限りです。

また次のような興味深い研究報告もあります。一九九〇年代、アメリカでノートルダム教育修道女会の協力を得て、六七八人の修道女を対象とした研究です。それは修道女たちの生活を測定し、知識を検査し、亡くなると脳を解剖するというものでした。

それによると、アルツハイマー病によって九十歳で亡くなったシスターの症例には、本人が二十歳のときの文書技術が何らかのかたちで関係していたということです。すなわち若い頃の文章能力と、数十年後のアルツハイマー病発症との間に相関関係があることがわかったのです。それでは次の二つの文を読み比べてみましょう。この二つのうち、情報密度（一文にどれだけの情報が簡潔に集約されているか）が低いのはどちらでしょうか？（ジェイ・イングラム著『記憶が消えるとき——老いとアルツハイマー病の過去、現在、未来』より引用）

ア　わたしは一九一三年三月二十日、ミシガン州デトロイトで生まれ、聖エイダン教会で洗礼を受けました。

イ　これまでの人生でいちばん楽しかった日は、一九一五年四月十一日の初聖体拝領式、わずか八歳のときのことで、その四年後の同月、わたしはB・マックロバーツ司教に聖神の秘跡を授けられました。一九二一年わたしは中学校を卒業し、そのとき初めて修道院に入りたいという望みがじきに叶えられる可能性を心にいだくようになりました。

答えはおわかりのように「ア」です。ここで重要なことは、二十歳のときに書いたこういう文章の情報密度が低いほど、最終的にアルツハイマー病になる見込みが高くなるということです。つまり「ア」の書き手のほうが、「イ」の書き手よりアルツハイマー病になる可能性がずっと高くなるのです。

文章の情報密度の高さがいかにして高齢時の認知能力と関係しているのか、その詳細についてはわかっていません。しかし興味深い報告と言えるでしょう。この結果はあくまでも二十歳頃の文章能力との相関関係です。しかしいくつになっても文章能力を鍛えておくことは、脳の認知機能にとって悪いことではないでしょう。皆さんも認知機能を維持するために読み書き能力を鍛えましょう。

ポイント12

◆絵手紙力で認知症予防
＊文書能力を鍛えて認知症予防
＊そのためには毎日の読み書き習慣を大切にしよう

3　手書きが脳機能に与える影響

皆さん、突然ですが「かんぺき」という字を正しく漢字で書けますか。この字は間違いやすい漢字の例としてよく取り上げられます。間違いやすいパターンとして多いのが「完壁」という表記です。正解は「完璧」。下の部分が「土」ではなくて「玉」です。このように間違いやすい漢字の例は他にもたくさんありますが、けっこう気づかずに使っていることも多いでしょう。

漢字の書き間違いといって思い出すのが、映画「青い山脈」の一場面です。本来ならラブレターに「恋しい恋しい私の恋人」と書かれるべきものが、「変しい変しい私の変人」となっているエピソードは有名ですね。思わぬところで恥をかかないように、漢字は正しく覚えたいものです。

では正しく漢字を覚えるためにはどうしたらよいでしょうか。それは手で書いて覚えることです。パソコンだと読み方さえわかれば変換してくれるので（もっとも誤変換も多いので、その点は注意が必要ですが）、漢字の細部にまで注意が向きません。最近の若い人は漢字が苦手だという話をよく耳にしますが、もしかするとパソコンの普及による手書きの衰退が一因となっているかもしれません。

一方手書きであれば、手を細かく動かしながら書くので、自然と漢字の細部にまで注意が行き届きます。したがって手を動かすことによる漢字の書き取りは、細部まで正しく覚えるためには適したものと言えるでしょう。ここでは手書きの効用について考えてみたいと思います。

次のような研究報告があります。学生を二つのグループに分けます。一方のグループには、講義中のメモをノートパソコンで取ってもらいます。そしてもう一方のグループには、ペンを使って手書きでメモを取ってもらいます。講義終了後、二つのグループのメモの内容を比較しました。

その結果、ノートパソコンでメモを取ったグループは、大量のメモを取っていました。それに対してペンで手書きをしたグループは、文字数は少なめで要約的な内容を書き残していたことがわかりました。さらに後日、講義内容に関するテストを行うと、内容理解度で高い点数を出したのはペンで手書きをしたグループだったのです。

なぜこのような成績の差が出たのでしょうか。おそらく手書きという作業は、パソコンのキーボードを打つという作業よりも手間がかかるため、それが脳に対して適度な負荷となり成績に反映したのではないでしょうか。さらに手書きの場合、書き手は文字を記す前に一度内容を反芻《はんすう》します。このような過程が脳への刺激となり、理解が定着したと考えられます。

また小学生を対象とした次のような研究もあります。小学校二、四、六年生にパソコンもしくは手書きで作文を書いてもらい、どのような差が生じるかについて検討しました。すると手書きで書いた子どもたちのほうが、より早くたくさんのことを柔軟に書いたことがわかったのです。この結果は手書きが豊かなアイデアを生み出し、脳機能も活性化するということを示唆するものではないでしょうか。

このようにみてくると、手書きという行為は脳機能を高めるために有用であることがわかるでしょう。字を書くという行為は脳の言語野《げんごや》という部位を活性化させます。加えて手や指を動かすために指令を送る運動野《うんどうや》、そして手や指がどのように動いているかという情報をキャッチする体性感覚野《たいせいかんかくや》も働きます。60ページのペンフィールドの脳地図を思い出してください。運動野、感覚野とも手の支配領域が大きかったはずです。まさに広範囲にわたって脳を使う活動なのです。

絵手紙を送るにあたっては、ぜひ漢字やかなをバランスよく練習しましょう。古典の臨書に励むのもよし、好きな小説の一節を書き写すのもよいでしょう。もし時間が許すなら、漢字の成り立ちや書き順にまで気を配ってみてはいかがでしょうか。またいろいろな書体にチャレンジしてみるのもよいと思います。そのとき皆さんの脳はいきいきと活性化し始めるでしょう。

◆絵手紙力で認知症予防　ポイント13

＊手書きは脳を活性化させる

＊書き取り練習で素敵な文字が書けるようになろう

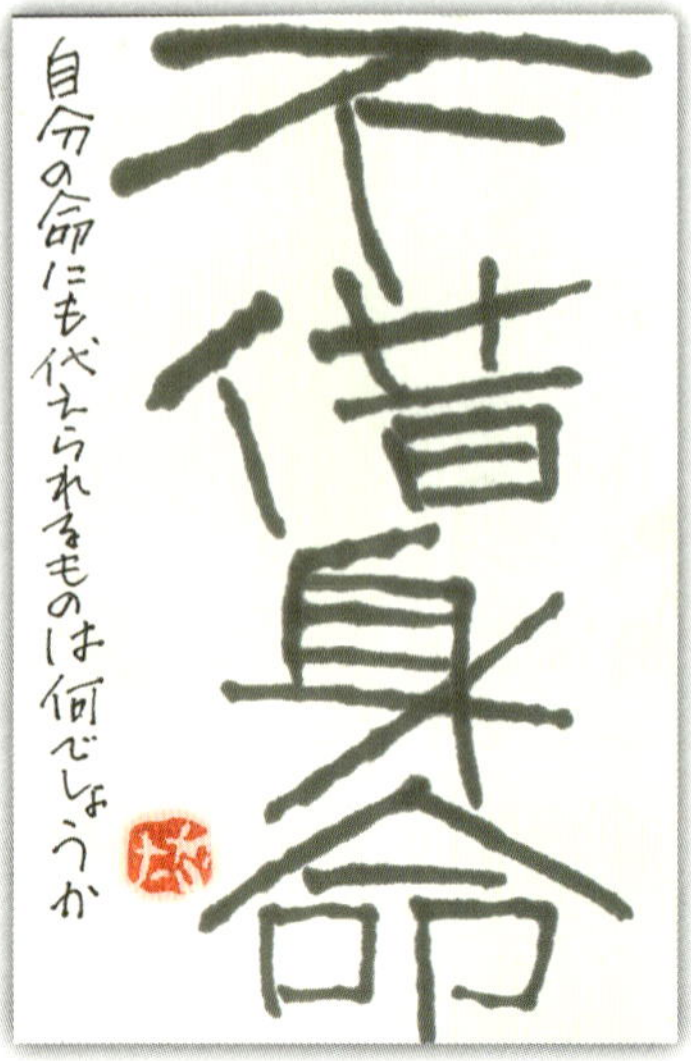

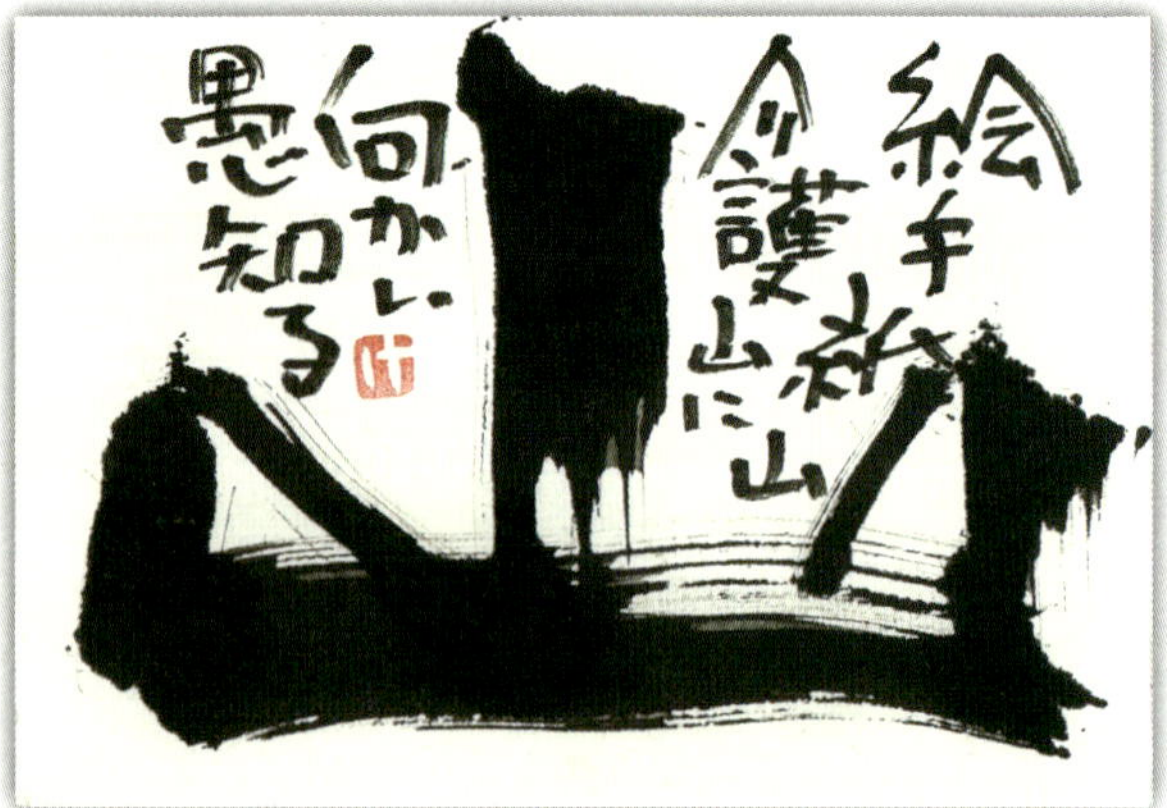

いろいろな書体にチャレンジ

4　文章を生み出す「脳力」とは

世の中には文章を書くのが苦手な人がいます。私の友人Ｆ君もそのひとり。そんなＦ君ですが、なんと勤務先で出している社内報のコラムを書いてくれないかと頼まれてしまったのです。とにかく何か書かなくてはいけないと焦《あせ》るＦ君でしたが、まったく思い浮かびません。しかたなく奥さんに代筆を頼み、なんとかその場をしのいだそうです。

「産みの苦しみ」とはよく言ったもので、何かを創作するときにはそれなりの苦しみはつきものです。文章を書くときも例外ではありません。相手に心を届けたいという気持ちが強ければ強いほど、いろいろと思い悩むのではないでしょうか。

では文章を生み出すために大切な最初のステップは何でしょうか。それは自分の考え方や感じ方を書いて伝えたいという気持ちです。書くという行為は、まずもって「書きたい」という動機によって支えられています。友人のＦ君にはこの動機づけが乏しかった。だから何を書いていいのかまったく思い浮かばなかったのでしょう。

絵手紙を書くにあたっては、まず自分は何を伝えたいのかを真摯《しんし》に見つめ直すことが大切です。そうすれば自ずと書くテーマも決まり、大まかな全体イメージもつかめると思います。

さてテーマが決まったら、次はそのテーマについての知識やエピソードを記憶から引き出さなければなりません。さらには言葉を選び、表現を練って手紙としての体裁を整えるための文法的知識も必要となります。このときに活躍するのが長期記憶です。

長期記憶とは、私たちの脳に長期間貯蔵されているような記憶です。この長期記憶は、言語的レベルでの記憶である陳述記憶、そして行動レベルでの記憶である手続き記憶に分かれます。さらに陳述記憶はエピソード記憶と意味記憶に分けることができます。

・**エピソード記憶**：自分が体験した出来事、思い出などの記憶。「先週の日曜日に美術館へ行った」

・**意味記憶**：一般的な知識や常識についての記憶。「犬は動物」「日本の首都は東京」

・**手続き記憶**：身体で覚えている記憶。「自転車の乗り方」「楽器の弾き方」

皆さんの脳にも人生経験で培ってきたさまざまな出来事や知識が、長期記憶として貯蔵されているはずです。文章を生み出すためには、この長期記憶から書きたいテーマに関する知識や思い出、そして文法的な知識を適宜引き出してくるような能力が必要となります。

また文章を生み出すような高度な認知活動のためには、処理すべき情報を一時的に保存し、必要なときに引き出しながら一連の作業を実行していく必要があります。このときに活躍するのが、脳の前頭前野《ぜんとうぜんや》がつかさどっているワーキングメモリという記憶です。

ワーキングメモリについては前章でも触れましたが、いま一度、１０１ページに示した絵手紙を例に説明しましょう。これは「太陽の恵みで真っ赤に育ったトマトの鮮烈な色彩をおすそわけしたい」という気持ちが込められた絵手紙です。この絵手紙に書かれている文を抜き出すと「畑でとれた真っ赤なトマト／太陽の恵みをおすそわけ」となります。はがき前段の「畑でとれた真っ赤なトマト」という文には、「畑でとれた」「真っ赤な」「トマト」という三つの情報が含まれています。すなわち「どこで」「どのような状態の」「何が」という情報です。

まず書き手はこのような情報提供をしておいてから後段の文に筆を運びます。そこで「太陽の恵みをおすそわけ」という一文を書くわけですが、この文を書くためには、前段の文を一時的に記憶しておかなければなりません。なぜなら「真っ赤なトマトが畑でとれた」という事実を記した一文を忘れてしまったら、何を「おすそわけ」するのかを書くことができなくなってしまうからです。そもそも前段の文をすっかり忘れてしまったら、「おすそわけ」云々の前に文章全体を構成することができなくなってしまうでしょう。

このようにならないためには、前段の文を一時的に保存し、後段の文を書くときにその記憶を引き出しながら作業を進める必要があります。その際に活躍するのがワーキングメモリという記憶なのです。したがって文章を書くという行為は、知らず知らずのうちにワーキングメモリを活動させているものと言えるでしょう。

以上のように文章を生み出すとは、動機づけ、長期記憶、そしてワーキングメモリといった「脳力」を駆使する創造的な行為です。相手のことを思い、心を込めて手紙を認《したた》めるとき、皆さんはこれらの「脳力」をより活動させていることになるのです。

◆絵手紙力で認知症予防　ポイント14

＊文章を書くためには、長期記憶やワーキングメモリという高次の脳機能が必要

＊相手に何を伝えたいのかを真摯に見つめ直してみよう

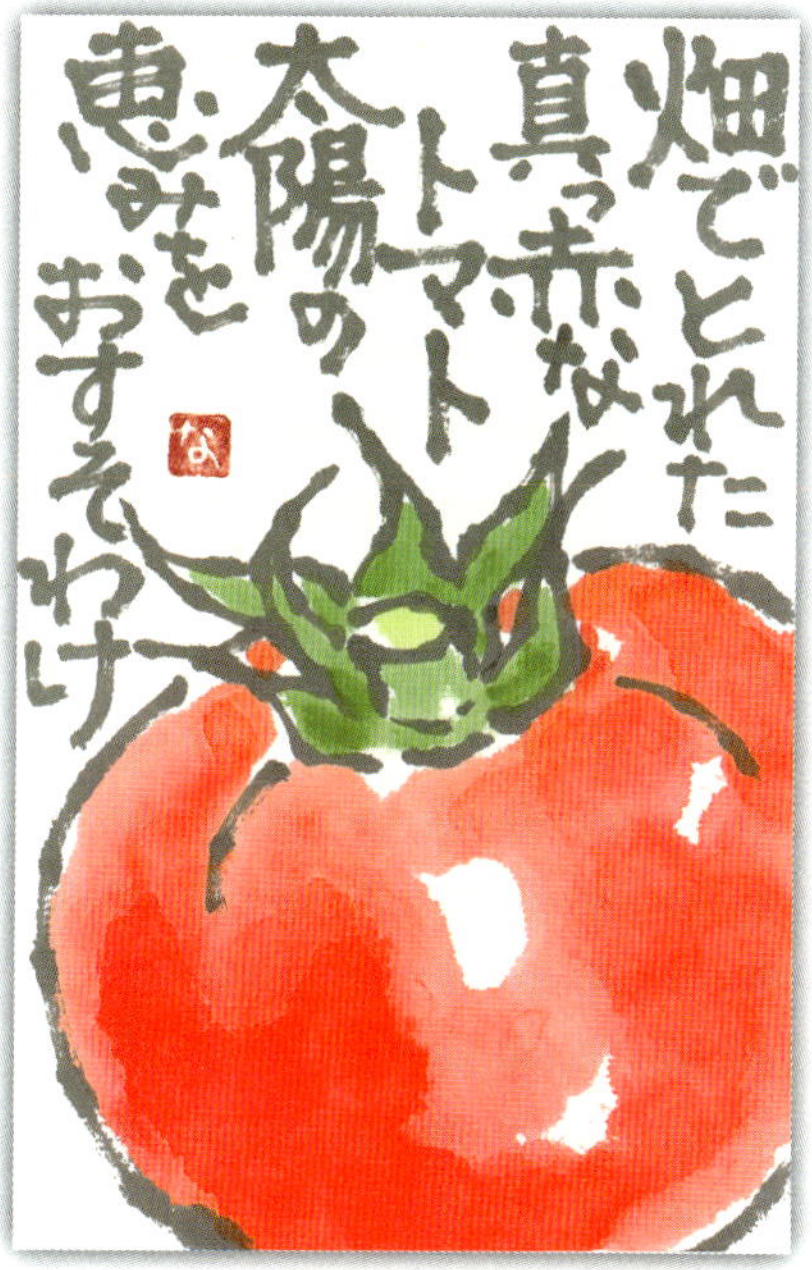
畑でとれた
真っ赤な
トマト
太陽の
恵みを
おすそわけ
な

5 きらりと光る短い文が心に響く

叱ってくれる人がいなくなったら、探してでも見つけなさい　永六輔

希望を抱かぬ者は、失望することもない　バーナード・ショー

われ未だ木鶏《もっけい》たりえず　双葉山定次

放送作家、劇作家、そして大横綱の珠玉の名言です。短い中に人生のエッセンスが凝縮された言葉というものは、私たちの心の奥底に深く響くものです。

絵手紙は、絵に短い文を添えて出すのが一般的な形式です。短い文は頭に入りやすく、人の心に響きます。なぜそうなるのでしょうか。

ジャーナリストの轡田隆史氏によると、それは私たちが常日頃シンプルな短い文章で考えているからだと指摘しています。だからこそ情報のエッセンスをずばりと切り取り、それを短くまとめた文章ほど頭に入りやすいのです。したがって絵手紙を出すにあたっ

ては、相手の心に届く、気のきいた短い文章を生み出す力をつけたいものです。

しかし、短く簡潔にまとめた文章を書くのは意外と難しいもの。かの哲学者パスカルが友人宛の手紙に「もっと時間があれば、もっと短い手紙を書けたのですが」と書いたくらいです。意識して書かないと、ついだらだらと長い文章になってしまうでしょう。

ではどのようにしたら、短くてまとまりのある文章を書けるようになるのでしょうか。そのためには二つの能力を身につけることが必要です。一つは論理的思考力、そしてもう一つは要約力です。

最初になぜ論理的思考力を身につけることが重要なのかについて説明します。論理的思考力とは、物事を筋道立てて考える力のことです。また論理的な文章とは、どのような主張がなされ、それがどのように説明（論証）されているかが、筋道立てて述べられているものを言います。例えば次の文です。

私は彼を信じる。なぜなら彼は正直だからだ。

この文における「私」という人物の主張は、「彼を信じる」ということです。そしてその理由は、「彼は正直だから」と筋道立てて説明されています。このような文章は、主張と説明の間に整合性がとれている論理的な文章と言えます。それでは次の例はどうでしょう。

私は彼を信じる。なぜなら地球は青いからだ。

彼を信じる理由が「地球が青いからだ」と説明されていますが、話が飛躍しすぎでとても論理的な文章とは言えません。皆さんはこのような飛躍した文章を書かない自信がありますか。ここで例示した文章は単純なものなので、自分はそのようなミスはしないと思われるかもしれません。しかし話の内容が少し複雑になってくると、場合によっては論理的に破綻した文章を書いてしまうことがあるのです。

論理的な文章が書けないのは、論理的な思考ができていない証拠です。論理的に思考できていない人の文章は、往々にして余計なぜい肉ばかりついた要領を得ないものになってしまいます。したがって短くまとまった論理的な文章を書くためには、論理的な思考力を身につける必要があるのです。

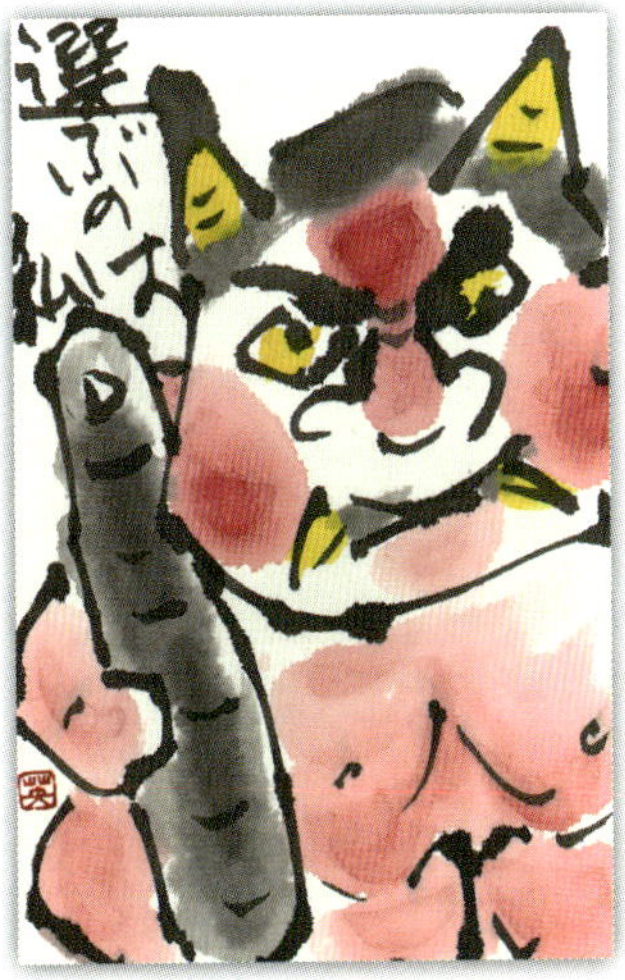

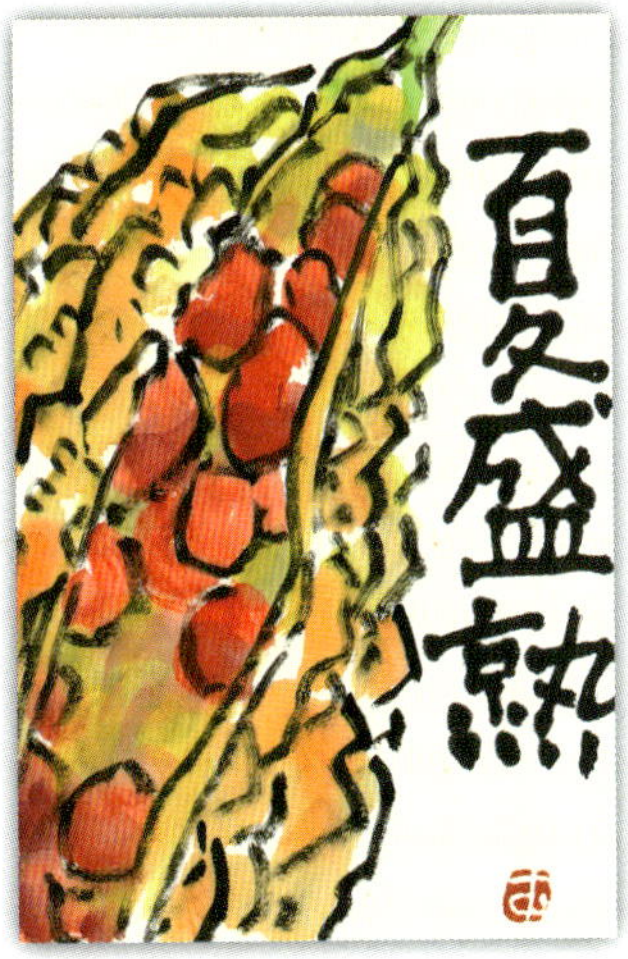

文章の要約力は最も重要な要素を抽出する力

そのためには論理的な文章を読み込むことから始めるとよいでしょう。例えば新聞やビジネス書、そして特定のテーマを掘り下げた新書などはおすすめと言えます。なぜならこれらの文章には、主張と説明（論証）が明確に記されていることが多いからです。これらを読み込んでいくうちに、論理的な思考が自然と身についてきます。

一度、論理的思考力が身につくと、物事の本質をつかむ力もついてくるものです。そうすると文章自体も余計なぜい肉が落ち、すっきりとまとまった短い文章が書けるようになります。この点にこそ、論理的思考力の重要性があると言えるでしょう。

次になぜ要約力を身につけることが、短い文を書くうえで重要なのかについて説明します。要約力とは文章の要点を短くまとめる力のことであり、論理的思考力の基礎となる能力でもあります。その意味において、要約力はまさに短い文章を書く能力そのものと言ってもよいでしょう。

要約力は情報の中で最も重要な要素を抽出する力でもあります。相手に最も伝えたい言葉を生み出すにあたっては必要不可欠なものなのです。この力をつけるためには、論理的に書かれた文章を読んで、自分なりに要点をまとめる練習をするとよいと思います。

先ほど新聞を読むことをおすすめしましたが、記事の要約文を書いてみましょう。まずタイトルやリード文（記事内容を簡潔にまとめた導入文）は読まず、記事内容から読み始めます。そして自分なりのタイトルとリード文を書いてみるのです。そのようなことを繰り返していると、自然と要約力が身について短くまとまった文章が書けるようになるでしょう。

絵手紙に添える短い言葉を考えるということは、論理的思考力や要約力を自然と鍛えていることになります。ぜひとも思いを巡らせて、あなたにしか書けない珠玉の一文を誕生させましょう。

◆絵手紙力で認知症予防　ポイント15

＊短い文章を書くことで論理的思考を鍛えよう

＊新聞記事などの要約文を書いてみよう

6　文体を考える

ここでは文体について取り上げたいと思います。まず次の文章を読んでみてください。

寝る前に星を眺《なが》めるのが睦月《むつき》の習慣で、両眼ともに一・五という視力はその習慣によるものだと、彼はかたく信じている。私も一緒にベランダにでるが、星を眺めるためではない。星をみている睦月の横顔を眺めるためだ。睦月は短いまつげがまっすぐにそろっていて、きれいな顔をしている。

何を考えてるの、と睦月がきいた。

「人生のこと」

うそぶいたのに、睦月は真顔でうなずく。アイリッシュ・ウイスキーなど飲みながら、こうやって夫と夜風にあたるのは、私にとって至福のときである。

でも、すぐに寒くなってしまう。

暖房のきいた室内にそそくさとひきあげると、紫色のおじさんと目があった。水彩で描《か》かれたおじさんは、たっぷりと髭《ひげ》をはやしている。絵の前に立ち、私は歌をうたった。おじさんは、私の歌を聴くのが好きなのだ。

これは江國香織著『きらきらひかる』（新潮文庫）の書き出しの部分です。日本近代文学が専門の石原千秋氏は、これを「女性的な文体」と評しています。その理由は次の三点。漢字を少なくして、見た目にも柔らかい雰囲気を演出している点。夫を「きれいな顔」と表現するのは、女性の感性によっているという点。そして「人生」という重みのある言葉と「アイリッシュ・ウイスキー」という洒落た響きを持つ言葉との組み合わせも、アンバランスな点でかえって絶妙であるという点です。この書き出しが「女性的な文体」であると感じさせるのは、どうやら使われる言葉とその組み合わせに秘密があるようです。

文体とは何か。端的に言えば「書き手の個性的な特徴が反映される文章のスタイル」のことです。では文章を書くことを生業としている作家はどのように考えているのでしょうか。高村薫氏は、文体とはうつくしい文章とか気の利いた表現とかではなく、日本語の並べ方そのものであるとしています。そして、意味と音と形態の三つどもえの響きあいが大切であり、語の選択と配置は書き手の身体性にゆだねられていると述べています。

また村上春樹氏は次のように指摘しています。良い文章にはリズムとグルーヴ感が大事である。そしてそれらの能力は「若いころジャズ喫茶をやって、ジャズを体に染み込ませて身についた」のだそうです。

両氏の意見を参考にすると、文体とは「身体性に根ざした語の選択と配置によって奏でられるリズムである」と言えそうです。これは先ほどの石原氏の見解とも概ね一致したものでしょう。どのような言葉を選び、それをどう配置するかに心を砕くことによってリズムが生まれる。そこに個性の輝きを感じることができれば最高なのでしょう。

絵手紙を出すにあたっては、その人の個性が反映される文体にも配慮したいものです。特に文中で使う語の選択、そして語群の配列様式などの統語構造《とうごこうぞう》に気を配りましょう。それが相手への配慮になると同時に、脳機能の活性化にもつながるからです。

では統語構造に気を配ることが、脳の活性化につながるとはどういうことなのでしょうか。それは統語構造を気にかけながら文章を遂行するという行為自体が、適度な負荷となって脳を活性化させるということです。例えば次の二つの文を比べてみてください。文を理解するうえで脳により負荷がかかるのはどちらでしょうか？

ア　孫が猫のミーコをなでています。季節は春。やわらかな風の午後でした。
イ　猫のミーコを孫がなでています。季節は春。やわらかな風の午後でした。

答えはイの文章です。一般的に文章理解においては、前頭葉下部が活発に活動しますが、文の統語構造の違いにより、脳へ与える負荷量は変化することが報告されています。

ア　AがBを〜した
イ　BをAが〜した

右の統語構造を比較すると、イのほうが脳に負荷がかかる構造なのです。つまりイの文を理解するときには、アの文を理解するとき以外の脳部位も活動するということになります。

それではイの文章のほうが、脳に負荷がかかるので良い文章ということなのでしょうか。いえいえ、そうではありません。ここで大切にしていただきたいのは、語の配置を入れ替えながら文章を推敲《すいこう》する過程そのものです。それが適度な負荷となって脳の活性化を促します。したがって文章を考えるにあたっては、語の選択や統語構造を意識して推敲を重ねましょう。その繰り返しが、やがては個性的な文体へとつながるのではないでしょうか。

自分が世の中からどのように見られているかを気にしない人は少ないはずです。だからこそ人は相手の気持ちを推し量ったり、身ぎれいにしたりと体裁を取り繕《つくろ》うわけです。文体、すなわち文章スタイルは、自分自身の身体性に根ざした生き写しでもあります。つまり文体は文字化した皆さん自身とも言えるでしょう。

文体に気をかける。それはとても大切なこと。唯一無二の自分という存在を相手に届けるために文体に気をかけましょう。絵手紙に添える文章は短めのものが多いですが、短いからこそ個性を凝縮させたいものです。そのような姿勢で臨むことが脳の活性化につながります。

◆絵手紙力で認知症予防　ポイント16

＊リズム感のある文体を心がけよう

＊文章を繰り返し推敲することで脳に適度な負荷を与えよう

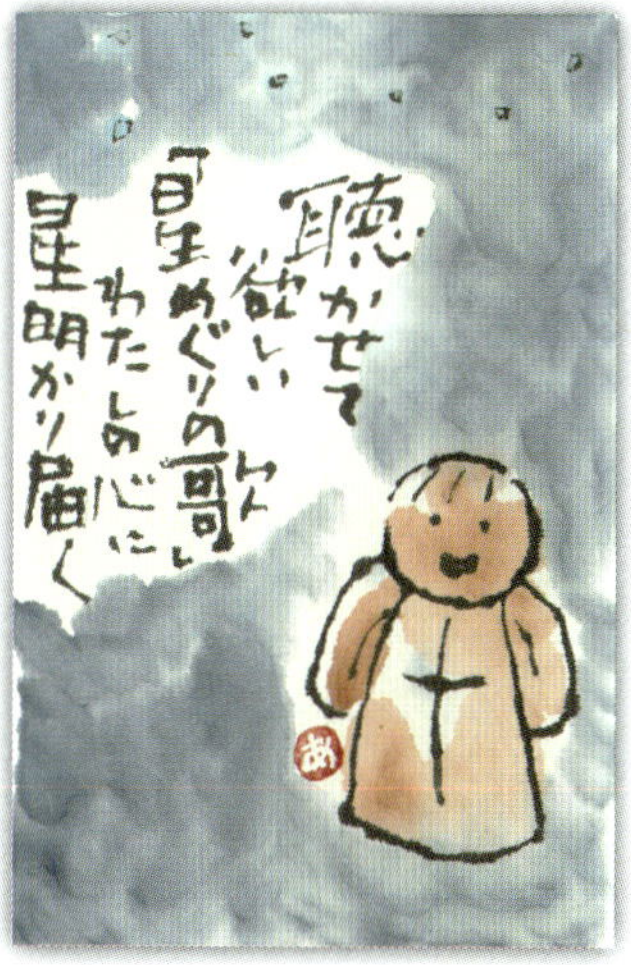
聴かせて
欲しい
「星めぐりの歌」
わたしの心に
星明かり届く

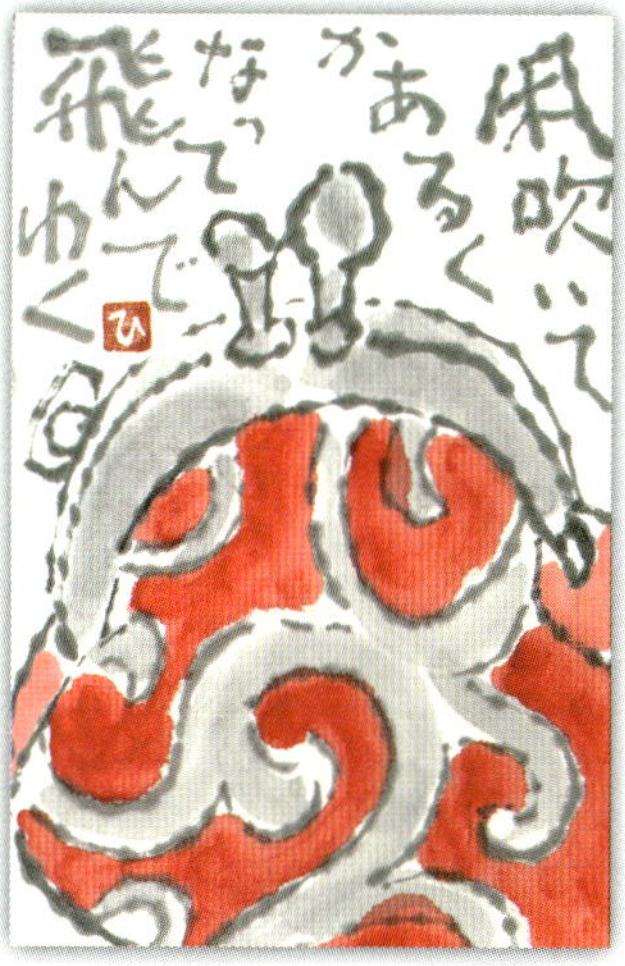
風吹いて
あるく
なって
飛んで
ゆく

語の選択と配置でリズムある文体を

7　豊かな人生は語彙力から

「望外《ぼうがい》」「僥倖《ぎょうこう》」。いきなり難しい漢字が出てきました。これは将棋界の新星、藤井聡太さんのインタビューでのコメントに出てきた言葉です。当時、十代の若者とは思えない語彙力だとして話題になりました。

語彙とは「ある特定の言語やある特定の人が持っている単語の総体」のことです。では語彙力とは何でしょうか。それは語彙を使いこなす力、文脈に合わせて適材適所に語を配置する力のことです。藤井さんのコメントに世間が驚いたのは、普段あまり聞かないような言葉が若者から出てきたからでしょう。そしてなにより、それをコメントとして使いこなしている語彙力に感動したのだと思います。

言葉が豊富な人は人生も豊かになります。なぜなら人は言葉で思考するからです。豊かな言葉で思考を巡らせれば、それだけ考え方にも幅ができるでしょう。しかし言葉が貧弱ならば、表現や思考も単純化してしまうはずです。語彙を豊かにすることや語彙力を鍛えることは、味わい深い人生を送るためにも重要なことと言えるでしょう。

しかし現在、わが国では語彙力の貧困化が懸念されています。二〇一五年、学習到達度調査における読解力で日本の生徒は点数を落としました。国立情報学研究所の新井紀子氏は、その原因を読解力の基礎となる語彙量の不足であると指摘しています。これからの社会を担っていく子どもたちのこのような現状は、まさに由々しき事態と言えるでしょう。

一方、シニア世代の方も油断はできません。人生百年時代が叫ばれる昨今、いかに健康寿命を延ばすかが課題となっています。そのためには、できるだけ脳機能を維持していくことが重要です。しかし年齢を重ねると自然と言葉が出にくくなり、「あれ」「それ」ですませてしまうことが多くなります。こうなったら要注意。語彙力の低下に伴って、さまざまな認知機能の低下が起こりかねないのです。

このようになる前に語彙力を鍛え、彩り豊かな人生を送りたいものです。そこで絵手紙が有効になります。はがきに添える文章を熟考することで脳は活性化してきます。短い文章だからこその一語を選び抜きましょう。

ここでは語彙力を高める三つのヒントをお伝えします。

①多読のすすめ―たくさん読んで「蓄語《ちくご》」しよう

最初の提案は多読のすすめです。本にはいろいろな単語や言い回しが用いられています。まずはさまざまなジャンルの本を読んで、語彙を増やすことから始めましょう。その際、わからない語が出てきたら、その都度調べるようにしてください。またどうしてその語が選ばれたのかを考えるようにしましょう。そうすることによって、語彙力は飛躍的に向上していくはずです。

ここでは一例として、今日出海著『天皇の帽子』の書き出し部分を示します。この一文だけでも多くのことを学べます。まずは傍線を引いた語に注目してみましょう。

成田弥門は東北某藩の昔家老だった家から成田家へ養子に行ったので、養父の成田信哉は白髪の老人であるが、流石に武士の育ち、腰こそ少し曲ったように思われても胸をぐっと張り、茶の間の欄間に乃木希典の手紙を表装してかけてあるのを見ても、いかにも乃木大将と親交があったらしい謹厳な風貌の持主だった。

▼流石《さすが》：この語はなぜ「さすが」と読むのでしょうか。これは中国の故事に由来するという説があります。古代中国に孫楚《そんそ》という人物がいました。孫楚は俗世間から離れて暮らしたいと常々思っており、ある日そのことを友人に打ち明けました。ところがこの人、本来なら「石に枕し、流れに漱《すす》ぐ（石を枕にして、川の流れで口をすすぐような隠遁生活をする）」と言うべきところを、「石に漱《すす》ぎ、流れに枕す」と言ってしまったのです。

しかし間違いを認めたくない孫楚は「石で口をすすぐのは歯を磨くため、川の流れを枕にするのは耳を洗い清めるためである」と言い返したのです。すると友人は、その当意即妙な言い返しに感心してしまったのです。ここから感心するさまを言う「さすが」という言葉に「流石」をあてるようになったとのことです。

さて、この「さすが」という言葉ですが、目上の人に対して使うには注意が必要です。なぜなら「さすが」は相手を評価することにあたる言葉なので、目上の人に使うのは失礼になるとの指摘があります。文脈に配慮して使いたいものですね。

▼欄間《らんま》：日本の建築様式の一つです。採光、通風、装飾のために天井と鴨居との間に設けられるところです。また鴨居とは、ふすまや障子などの建具を立て込むための溝をつけた横木のうち、上部のもののことです。

せっかく日本の建築様式が出てきたので、和室を構成する他の部分（敷居《しきい》、長押《なげし》、床《とこ》の間、床板《とこいた》、床框《とこがまち》、違《ちが》い棚《だな》、天袋《てんぶくろ》、地袋《じぶくろ》など）についても調べて語彙を増やしましょう。

▼表装《ひょうそう》：書画を掛け軸や巻き物などに仕立てることです。表装を職業としている人を表具師、経師《きょうじ》と言います。

▼風貌《ふうぼう》：顔立ち、体つき、服装、態度など総合的な見た目のことです。他方、似たような言葉に「容貌」がありますが、これは人の顔立ちのことです。この書き出しで「風貌」という言葉を用いているということは、面構えはもちろん、「胸をぐっと張った」姿かたちの全体が謹厳《きんげん》であるということを指していることがわかります。

このように本に出てきた言葉の由来や関連する単語もセットで覚えると、効率的に語彙を増やせるでしょう。またその言葉が使われている文脈に注目すると、使い方を学ぶことができ、語彙力が向上してくると思います。

②言い換えのすすめ―ニュアンスの違いを覚えよう

次の提案は言い換えのすすめです。日本語には意味の似かよった類義語がたくさんあります。本に出てきた言葉を他の語で言い換えられないか考えてみましょう。先ほど例示した『天皇の帽子』の「謹厳」という言葉で考えてみます。

「謹厳」とは、まじめでいかめしいこと、軽はずみなところがないことです。似たような意味の言葉として、実直《じっちょく》（誠実でまじめなこと）・律儀《りちぎ》（まじめで義理を固く守ること）・謹直《きんちょく》（謙虚で正直なこと）・実体《じってい》（正直でまじめなこと）など他にもたくさんあります。

これらの言葉に共通するのは、非常にまじめであるさまを言い表しているということです。しかし「謹厳」には、まじめさに加えて、軽妙さが微塵も感じられないいかめしさという意味もあります。つまりここで作者が「謹厳」という言葉を用いたのは、成田信哉という登場人物が、まじめではあるがいかめしく重々しい人であることを言い表したかったからだと推察できます。

もし「謹厳」が実直、律儀、謹直などの言葉で言い換えたらどうなるでしょう。まじめさや正直さは伝わりますが、いかめしさというニュアンスは読者に届かなくなってしまいます。このように言葉の言い換えを考えてみることは、ニュアンスの違いを身につける練習になるのでおすすめです。

③書き写しのすすめ―身体感覚を使おう

最後の提案は書き写しのすすめです。世の中は多くの言葉であふれています。気になった言葉や心に響くフレーズがあれば、すぐにノートに書き写しましょう。書くという行為は手先の細かい運動です。大脳の運動野《うんどうや》という部位の指令により手が動き、手を動かせばその信号も大脳に送られます。したがって書くことで手を頻繁に使えば、手からの信号も多くなり、これを受け取る大脳の領域も発達していきます。

そして書き写したノートを読み返すことによって、忘れていた他の内容も思い出せるかもしれません。このような手を使うことによる脳への刺激や、読み返しによる記憶の再現は、認知機能の維持にとって有益と言えるでしょう。

言葉との出会いは日常のあらゆる場面で訪れます。以下はその一例ですので、参考にしてみてください。

▼**広告コピー**：「年賀状は、贈り物だと思う。」これは二〇〇七年、日本郵便の広告コピーです。自分の気持ちを言葉に託して届ける、それが最高の贈り物なのだということ

が端的に伝わってきます。「年賀状」の部分を「絵手紙」に変更しても素敵なフレーズになるのではないでしょうか。広告コピーの中には、短いながらも心に響く作品がたくさんあります。気に入ったものは書き留めておきましょう。知らず知らずのうちに文章センスが磨かれると思います。

▼歌：歌の歌詞からも言葉は拾えます。例えば北原白秋作詞『城ヶ島の雨』に「雨はふるふる 城ヶ島の磯に 利休鼠《りきゅうねずみ》の 雨がふる」という一節があります。ここに出てくる「利休鼠」とは、茶人の千利休が好んだ緑がかった灰色のことです。せっかく伝統色が出てきたので、他にはどのような伝統色があるのかについても調べてみましょう。繊細な色彩感覚を身につけることで、皆さんの絵手紙はさらに情感豊かなものになるはずです。

▼観光用ポスター：観光用のポスターには、暮らしの歳時記についての言葉が多く見られます。旅行に出かけたときに目にしたらチェックしましょう。例えば「重陽《ちょうよう》の節句」。これは五節句の一つで九月九日のことです。「九」という陽の数が重なるので重陽と言われます。また「放生会《ほうじょうえ》」とは、とらえた生き物を野に放し、殺生を戒める宗教儀式のことです。折々に出す絵手紙には、歳時記についての知識は不可欠です。意識して調べてみてください。

▼店のホームページ：ホームページを検索していると、多くの言葉に出会えます。例えばものの種類や単位を示す助数詞《じょすうし》です。はさみ研ぎ専門店の「一日十丁限定」や家具店の「ダイニングチェア四脚セット」という表示から、はさみの数え方は「丁／挺《ちょう》」、椅子は「脚」であることがわかります。ものの数え方に注目するということは、そのものをどのようにとらえてきたかということにつながります。いろいろと調べておくと、絵手紙をかくときに役立つでしょう。

この他にも言葉を収集できる媒体はたくさんあります。大切なのは言葉に対する感度です。アンテナを高くして言葉集めをしてみましょう。

◆絵手紙力で認知症予防 ポイント17

＊豊かな言葉は豊かな思考を生む

＊読んで、言い換えて、書き写して語彙力を高めよう

8　俳句や川柳を添えて記憶力アップ

私がリハビリを担当した患者さんにＧさんという方がいます。この方は転んで大腿骨《だいたいこつ》頸部《けいぶ》骨折となり、歩くのが不自由になってしまいました。しかし地道にリハビリを続け、なんとか歩けるくらいにまでに回復しました。そのＧさんから一枚の絵手紙が届きました。そこには梅の花が描かれており、「梅一輪　一輪ほどの　暖かさ（服部嵐雪）」という句が添えられていました。

なぜこの句が添えられていたのでしょうか。Ｇさんは、まだ寒中だけれどわずかに春を予感している様子を詠んだこの句に自分の姿（まだ完全に回復はしていないけれど、少しずつ良くなっている予感を抱いている姿）を重ね合わせたのかもしれません。そんな気持ちが伝わってくる素敵な絵手紙でした。

俳句は言葉とリズムの響き合いによって、私たちを映像世界へと誘ってくれます。絵手紙に詩情あふれる俳句を添えれば、皆さんの気持ちはより相手に届くことでしょう。

そこで提案です。ぜひ絵手紙に俳句などを添えてみましょう。その際、先人たちの名句や和歌などを覚えたり、つくったりしてみてください。そうすることでさまざまな認知機能が活性化されてきます。以下では、俳句に親しむことが、いかにして認知機能の活性化につながるのかについてみていきたいと思います。

最初に先人たちの名句を読んで覚えることが、認知機能の活性化につながるということについてみていきます。俳句はご存知のように「五・七・五」という十七音から成り立つ定型詩です。この「五・七・五」は三つの情報のまとまりとみることもできます。例えば「古池や　蛙《かわず》とびこむ　水の音」という句は、「古池や」「蛙とびこむ」「水の音」という三つのまとまりから成り立っています。実はこの俳句の構造が、日本人にとって記憶しやすいものであり、脳にとって良い刺激となっているのではないかという指摘があります。

作家でジャーナリストのサミュエル・ライダー氏は、日本人は俳句を読むときに、無意識に「五・七・五によるチャンク化」を行っていて、それが脳のトレーニングになっているのではないかと述べています。

チャンクとは情報のまとまりのことです。私たちは何かを覚えるときに、いくつかの情報のまとまりをつくり（チャンク化し）、それによって覚えやすくするという作業を行っています。例えば任意の十一桁の数字を記憶するときも、「三・四・四」というように三つのまとまりに分けると覚えやすくなるでしょう。ですから俳句を読んで覚えるという行為は、短期記憶やワーキングメモリを鍛えるための優れたやり方と言えるかもしれません。

俳句を覚えることによって脳の海馬《かいば》や前頭前野《ぜんとうぜんや》が鍛えられる可能性があります。まず新しいことを記憶するときには、記憶の司令塔である海馬に情報が一時保存されます。そして脳の各所に長期記憶として保存するかどうかを決定します。つまり海馬が働かないと、新しいことを記憶することは難しいのです。

このように記憶にとって大切な海馬の機能を維持するためには、ここに適度な刺激を送ってあげることが必要です。そこで俳句を覚えるということが刺激となります。先ほど述べたように、俳句は私たちにとって記憶しやすい「五・七・五」のリズムで構成されているので取りかかりやすいでしょう。言葉とリズムを味わいながら覚えてみてください。

また添える俳句を選ぶ際には、ゆっくり時間をかけてその句と向き合うようにしましょう。そうすることによって、思考、判断、創造などをつかさどる前頭前野が働いてきます。その句の情景を連想し、作者の気持ちに思いをはせるとき、皆さんの前頭前野は大いに活性化していることでしょう。

さて、次に自分で句をつくって書き添えてみることを提案します。俳句をつくるという行為は、高次の認知機能を使うため、脳を活性化させるためには適した活動です。俳句とは感動を言葉で写生していくものです。俳句づくりで最初に大切となるのが、物事に感動する力ということになるでしょう。

私たちの脳は物事に感動したり、心が揺さぶられたりしたときに変化します。脳内にはドーパミンやエンドルフィン、そしてセロトニンといったさまざまな神経伝達物質がありますが、感動することによって分泌が促されます。例えば梅の花の色や香り、枝にとまったうぐいすの鳴き声などに五感が刺激され、その感覚情報が大脳周辺において美しい、かぐわしい、心地よいと評価されたとしましょう。すると前頭前野における記憶が呼び出され、ドーパミンやエンドルフィンなどの分泌が促されて高揚感が生まれます。このように感動することは脳にとって刺激となり、変化を促すきっかけとなるのです。

ではどうしたら感動する力をつけることができるでしょうか。そのためには何気ない日常をていねいに生きることです。ていねいに生きるとは、手間を惜しまないことと言い換えることができるでしょう。インスタント食品にばかり頼るのではなく、たまには時間をかけて素材から料理をしてみる。そのとき素材の持つみずみずしさに思わず息を呑むかもしれません。手間を惜しまないとは時間をかけるということ。そのように意識して生活していると、些末な出来事が異なったように感じられ、そこから感動の芽が生まれるでしょう。

感動が湧き起こったらそこに言葉をあてて凝縮していきましょう。説明的にならずに詩情を織り込むにはどのような言葉をあてるべきか、そして一見《いっけん》関係なさそうなものを取り合わせて深みを出すにはどうすればよいかなどを考えます。この過程において思考や創造性をつかさどる前頭前野が活性化します。

さらに最終段階では、できた句をもう一度客観的な立場から振り返る推敲という作業を行う必要があります。このような自己反省という行為は、高次の認知機能によって支えられているため、とても良い脳のトレーニングとなるでしょう。このように俳句づくりにはさまざまな認知機能が関与しています。いささかハードルが高いと思われるかもしれませんが、挑戦してみてはいかがでしょうか。

◆絵手紙力で認知症予防 ポイント18

＊作句に挑戦して認知機能のアップを図ろう
＊自作の俳句や川柳にも挑戦してみよう

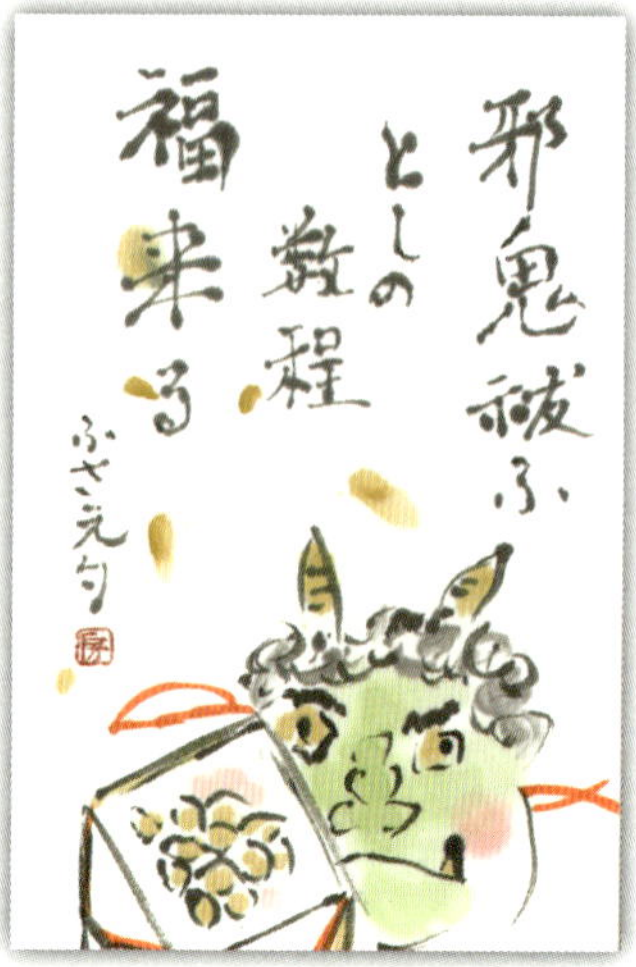
邪鬼祓ふ
としの数程
福来る
ふさえ句

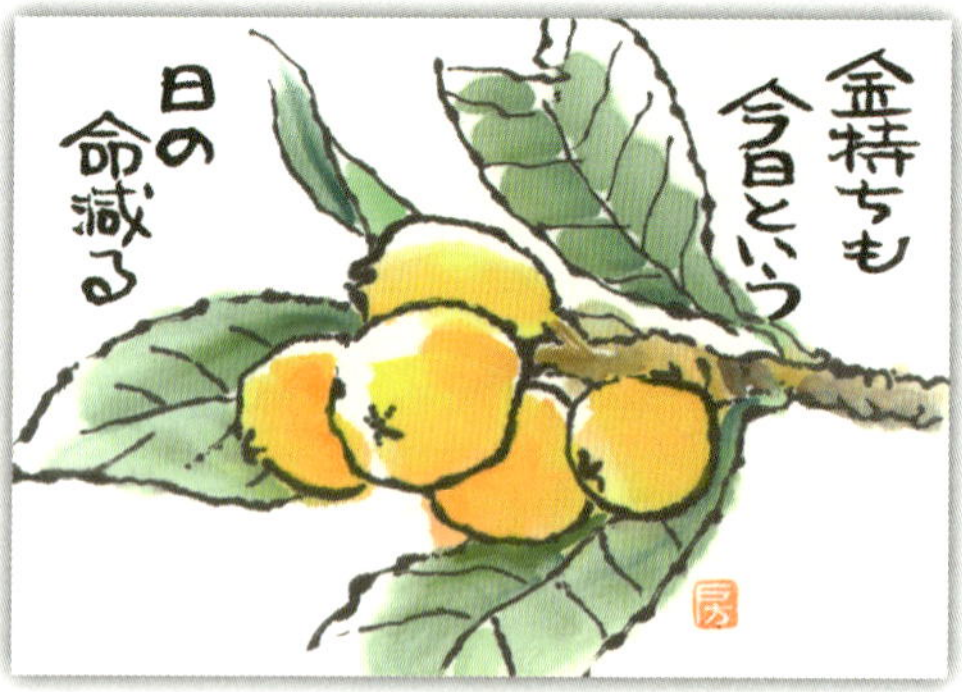
金持ちも
今日という
日の
命減る

9　オノマトペ絵手紙を楽しもう

ここでは絵手紙にオノマトペを使って楽しむ「オノマトペ絵手紙」に取り組むことを提案します。オノマトペとは、擬音語・擬声語・擬態語のことです。例えば物の音を表す「トントン」、人の声や動物の鳴き声などを表す「ワンワン」、物事の状態や様子などを表す「ニコニコ」「ピカピカ」などがそれにあたります。

オノマトペは感覚的でわかりやすく、リズミカルであるため感情を乗せやすいという特徴があります。そしてなにより、オノマトペにはイメージを呼び起こす力、体感を表現する力、そして時間構造を描写する力が備わっています。

イメージを呼び起こす力とは、煩《わずら》わしい説明がなくても、オノマトペ一つでその状況を説明できるということです。例えば「その車両はガラガラだった」と「その車両はギュウギュウだった」という表現では、満員なのは後者のほうであることがすぐにわかります。

オノマトペにおける体感を表現する力とは、五感に働きかけて微細な感覚を伝えることができるということです。例えば「サラサラ」と「ザラザラ」では、前者のほうが滑らかであり、後者のほうは引っ掛かりのある肌触りであることが想起されます。

　そして時間構造を描写する力とは、使われるオノマトペによって、時間の幅を表現できるということです。「カンカンと鐘を鳴らす」と「カーンカーンと鐘を鳴らす」という表現では、鐘の音が長いのは後者であることは言うまでもないでしょう。このようにオノマトペにはたくさんの情報が含まれており、私たちの感性に直接響いてきます。その意味においてオノマトペは、生活を彩る感性言語と言えるでしょう。

　このようなオノマトペですが、脳内のさまざまな領域を刺激する可能性があることが報告されています。次に紹介するのは心理学者の苧坂《おさか》直行《なおゆき》氏の研究です。研究に参加した人たちに目を閉じた状態で「ゲラゲラ」という単語を聞いてもらい、そこから誘発されるイメージをもってもらいます。そして脳内のどこが活性化するかを機能的磁気共鳴画像法という方法で調べました。すると目を閉じた状態であるにもかかわらず、人間の顔の処理に特化した視覚をつかさどる領域（後頭葉高次視覚領域）が活性化したのです。

　これは「ゲラゲラ」というオノマトペが刺激となり、脳内の人間の顔の処理に特化した視覚領域で笑い顔をイメージしたと考えられます。つまりオノマトペには、私たちの想像力を豊かに喚起し、脳内のさまざまな領域を刺激する可能性があるということなのです。

いかがでしょうか。オノマトペの魅力の一端がおわかりいただけたと思います。このようなオノマトペを文中で効果的に使えば、より情感豊かな絵手紙ワールドをつくることができ、かつさまざまな領域の脳機能を活性化することが期待できます。ぜひとも取り組んでいただきたいと思います。

それではここからは具体例を見ていきます。まずは次の絵手紙の文章に注目しましょう。「キンキンに冷えたかき氷／一口ほおばればシャリシャリッ／きた・きた・きました頭がキーン／これぞ真夏の醍醐味です」この文章には三つのオノマトペが使われています。「キンキン」というオノマトペからは、よく冷えたかき氷の清涼感が伝わってきます。「シャリシャリシャリッ」からは、氷を軽くかみ砕くさまが口腔内の感覚を通して感じられるでしょう。

最近人気のかき氷は柔らかい食感のものが多いようですが、この絵手紙のかき氷は少し粗めに削ったものなのかもしれません。そして最後のオノマトペである「キーン」は、冷たいものを食べたとき頭に響くあの感じです。きっと皆さんも経験したことがあるのではないでしょうか。

　この絵手紙は身体感覚に訴えるようなオノマトペを効果的に使うことによって、読み手に一時の涼感を届けることに成功しています。誰もが一度は食べたことがあるかき氷に、うまくオノマトペを掛け合わせて相手の体感を引き出すという手法が光る事例です。

　もう一つの絵手紙の文章は「おや／庭にめずらしいお客さま／けろんとした顔のカン蛙／賢治のところからきたのかい？」というものです。この文章の「けろんとした顔のカン蛙」とは、宮沢賢治の『蛙のゴム靴』に出てきます。おそらく書き手はこの作品の一文、「カン蛙はけろんとした顔つきをしてこっちを向きました」から着想したと考えられます。

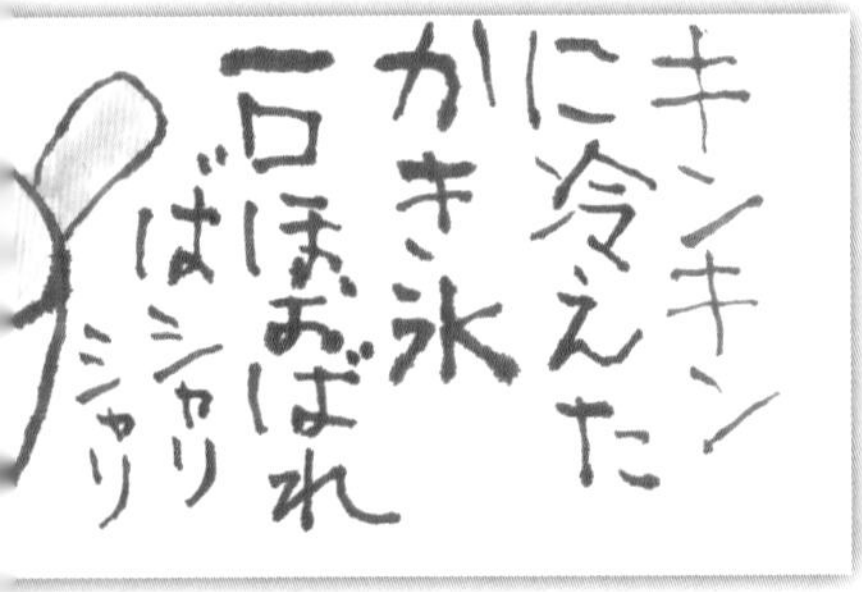

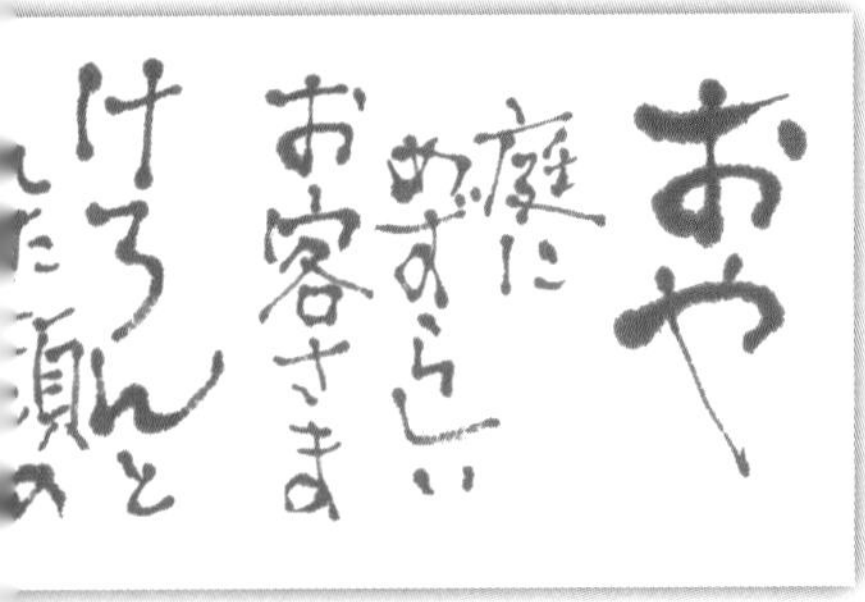

　「けろん」とはあまりなじみのないオノマトペですが、どのような顔なのでしょうか。語感からその状態を想像するのも脳

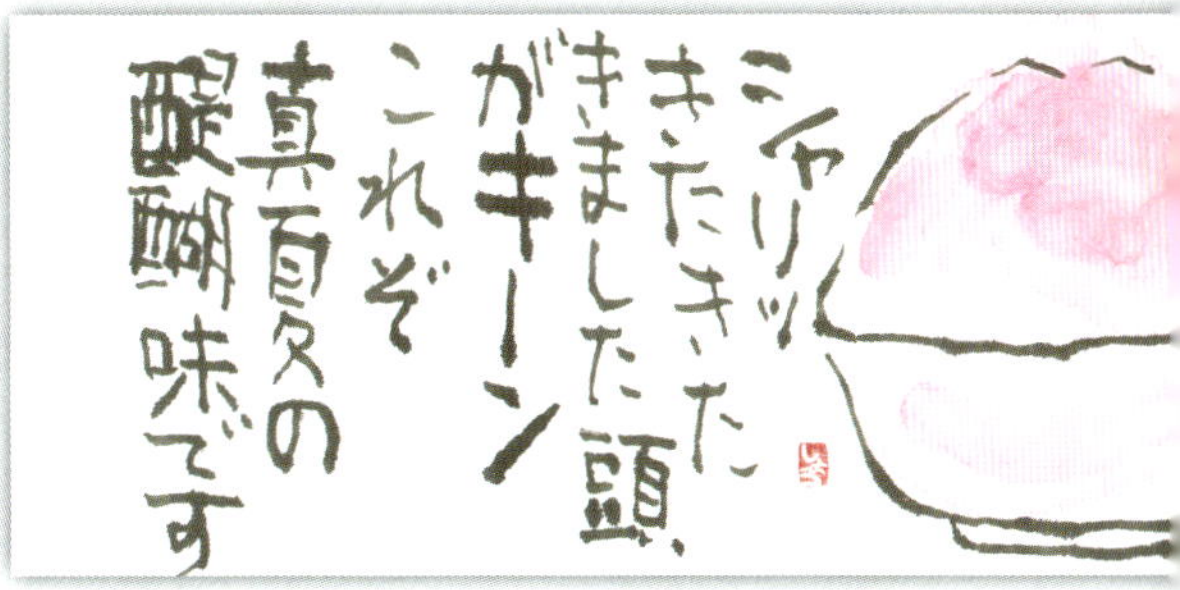

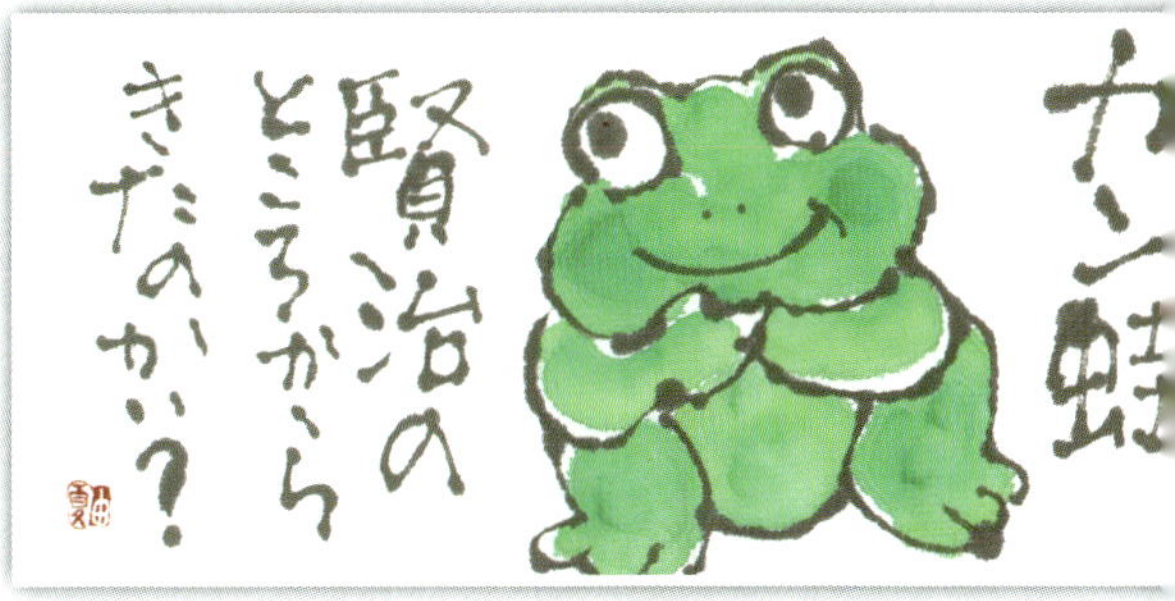

にとって刺激となります。そしてなにより言葉のセンスを磨くにはもってこいです。作家などが使う独特のオノマトペに触れて、そのさまをいろいろとイメージしてみましょう。オノマトペは絵手紙の味わいを深める一つの要素です。ときにはオノマトペ絵手紙で楽しむのもよいのではないでしょうか。

◆絵手紙力で認知症予防　ポイント19

＊感性言語であるオノマトペを楽しんでみよう

＊感覚を研ぎ澄ましてオノマトペ絵手紙に取り組もう

10 添えた文章を声に出してみる

ここでは絵手紙に自分で書いた文章や、相手からいただいた絵手紙に添えられた文章を声に出して読んでみること、すなわち音読することをおすすめします。その理由は二つあります。一つは音読によって脳を広範囲にわたって活性化することが期待できるからです。もう一つの理由は、音読は他人への気づかいや共感力などの社会的認知能力を高められる可能性があるからです。

まずは音読における脳の活性化についてです。声を出さずに読む黙読と比較しながらみていきましょう。黙読の場合、まず文字情報を読み取るために、視覚の処理に関わる後頭葉《こうとうよう》という脳の後方部分が左右とも働きます。また頭頂葉《とうちょうよう》の外側面にある角回《かくかい》という場所も活性化されます。この部位は言語や認知などに関連する多くの処理に関わっていると考えられています。

そして聴覚をつかさどる左の側頭葉《そくとうよう》にも活動性が認められます。黙って読んでいてもこの部位が働くのは、こころの中で声に出して読んでいるからだと言われています。その他にも理性や意欲、意思決定などをつかさどる前頭葉《ぜんとうよう》が両側とも働きます。

一方、音読の場合はどうでしょうか。黙読同様にまず文字を読むので、視覚情報の処理に関わる後頭葉が左右とも活性化します。また音読では自分で読んだ声を聞くために、左右の側頭葉聴覚領域も活性化します。さらには音声言語を理解する役割を担う側頭葉のウェルニッケ野という部位にも活動がみられます。また発話《はつわ》の言語処理に関わるブローカ野を含む左右の前頭前野《ぜんとうぜんや》が活性化することが知られています。

以上が音読と黙読の脳活動の違いとなります。音読は黙読と比べてより多くの脳活動が認められる行為です。たとえ絵手紙のような短い文であっても、声を出して読むことをおすすめします。

次に音読が社会的認知能力を高める可能性についてみていきます。ここでキーワードとなるのが音読におけるフィードバック活動です。フィードバックとは、出力された結果を入力側に戻すことによって、その出力をコントロールすることです。何やら難しそうですが、音読に当てはめて考えてみましょう。

音読の場合、「出力された結果」とは自分の出した声のことです。そして「入力側に

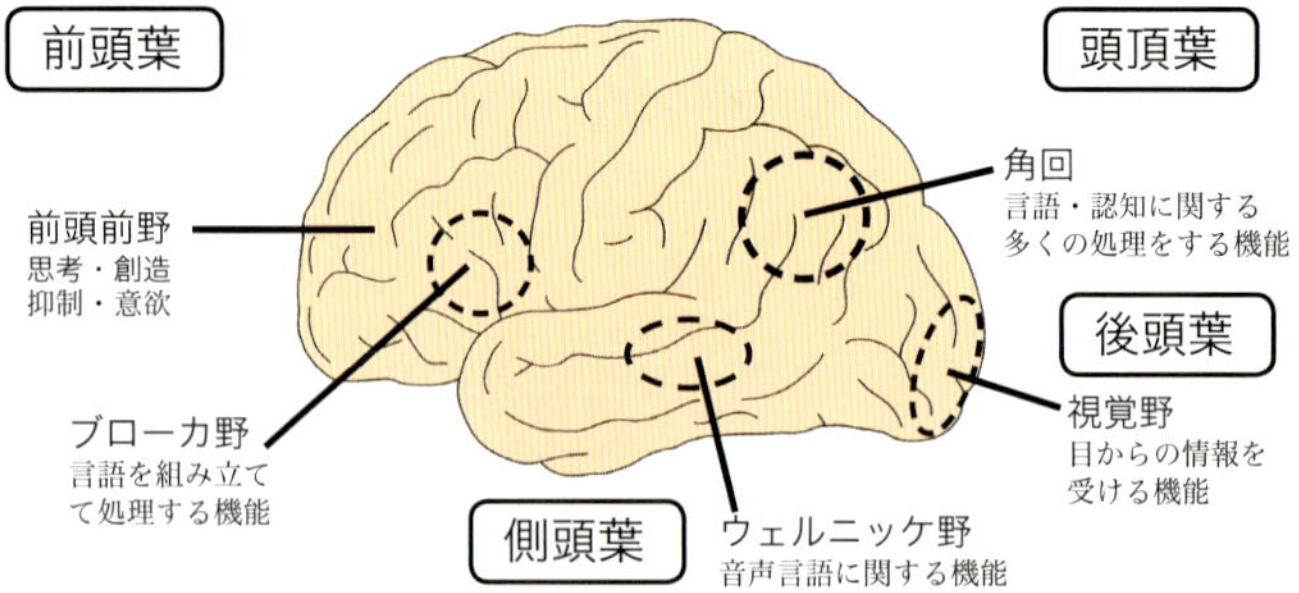

戻す」とは、自分の出した声を自分自身で聞くということです。さらに「出力をコントロールする」とは、自分で出した声のトーンやリズム、そしてスピードやアクセントなどを自分自身で聞きながら、声の微調整を図るということを意味します。つまり音読におけるフィードバック活動とは、声を出して、聞いて、微調整するという不断の繰り返しということになるのです。

それではなぜ音読におけるフィードバック活動は重要なのでしょうか。それは声の微調整を行うという行為が、他人への配慮につながるものだからです。会話中のことを思い出してください。もし相手が聞きづらそうな顔をしていれば、皆さんは自然と声のトーンを上げ、スピードを落として話すはずです。そして自分の出した声を自分で聞きながら、相手が聞き取りやすいように声の微調整を続けるでしょう。これが声のフィードバック活動による他人への配慮ということなのです。

逆にまったく自分の声に無頓着な人はどうでしょう。相手が聞きづらそうな顔をしていても意に介さず、一方的に話し続けるのではないでしょうか。そこには他人に対する配慮は微塵《みじん》も感じられません。

自分の声をよく聞ける人は、それだけ周囲への気づかいが行き届いた人と言えます。そういう人は他人の表情を読む力や共感する力、そして自分のことを客観視する力に長けています。これらの力は社会的認知能力と呼ばれ、私たちが社会の中でうまく生きていくうえで不可欠な能力なのです。

音読、すなわち声を出して読むという行為は、自分の声をしっかりと聞くという行為とセットで成り立ちます。そしてその背景には、他人への配慮や共感力などの社会的認知能力が基盤として働いています。皆さん、このような認知機能を維持するために、ぜひ絵手紙に添えた、または添えられた文を声に出してみてください。

◆絵手紙力で認知症予防　ポイント20

＊自分の声を聞くとは他人への気づかいである

＊絵手紙の文章を声に出して脳を刺激しよう

コラム　美意識を磨こう

ビジネスパーソン向けの美術鑑賞講座が人気があるという新聞報道がありました（二〇一八年五月十八日付朝日新聞）。この記事によると、その背景には二つの理由があるようです。一つ目の理由は、欧米のエリートにとって美術史は必須教養であり、ビジネスでの交渉を成功させるには知らないでは済まされないという事情があるようです。

伝統的に西洋美術というものは理性に訴えるもので、「読む」ものだったとのこと。例えば一七世紀のオランダ風俗画では、楽器演奏は性行為を、猫は抜け目なさを意味したそうです。このような絵画の歴史や文化について知っていれば、欧米のビジネスエリートと話が弾み、交渉もうまくいく可能性が高まるでしょう。もはやグローバル社会を生きるビジネスパーソンにとっては、必要不可欠な知識なのかもしれません。

美術鑑賞講座が盛況な理由の二つ目は、美意識を鍛えることが会社の業績に好影響を与えるということです。複雑化した社会においては、数値や論理だけでは解決できない課題が山積です。そこで鍵を握るのが美意識。社員、取引相手、消費者がワクワクしたり、ビジネスの進むべき方向を直観的に判断したりするときに美意識が求められるのだそうです。記事ではｉＭａｃを出したアップルや、世界のカーデザイン賞を総なめにしたマツダなどがその例としてあげられています。

さて、欧米ではこの美意識を養う具体的な方法として「ビジュアル・シンキング・ストラテジー」を導入する企業や大学が増えているのだそうです。

ビジュアル・シンキング・ストラテジー（ＶＴＳ）とは、思考力やコミュニケーション能力を育成するための対話型美術鑑賞法です。ＶＴＳでは、まず参加者によく絵を見てもらいます。そしてファシリテーター（まとめ役）が「作品の中でどんな出来事が起きているでしょうか」「作品のどこからそう思いましたか」「もっと発見はありますか」といった促しを行って、参加者に考えを深めてもらうといったかたちで進められます。

ここで大切にされているのは、美術に対する基礎知識や既存の解釈を押しつけないということです。むしろ大切なのは、作品をよく見て、どうしてそう思った

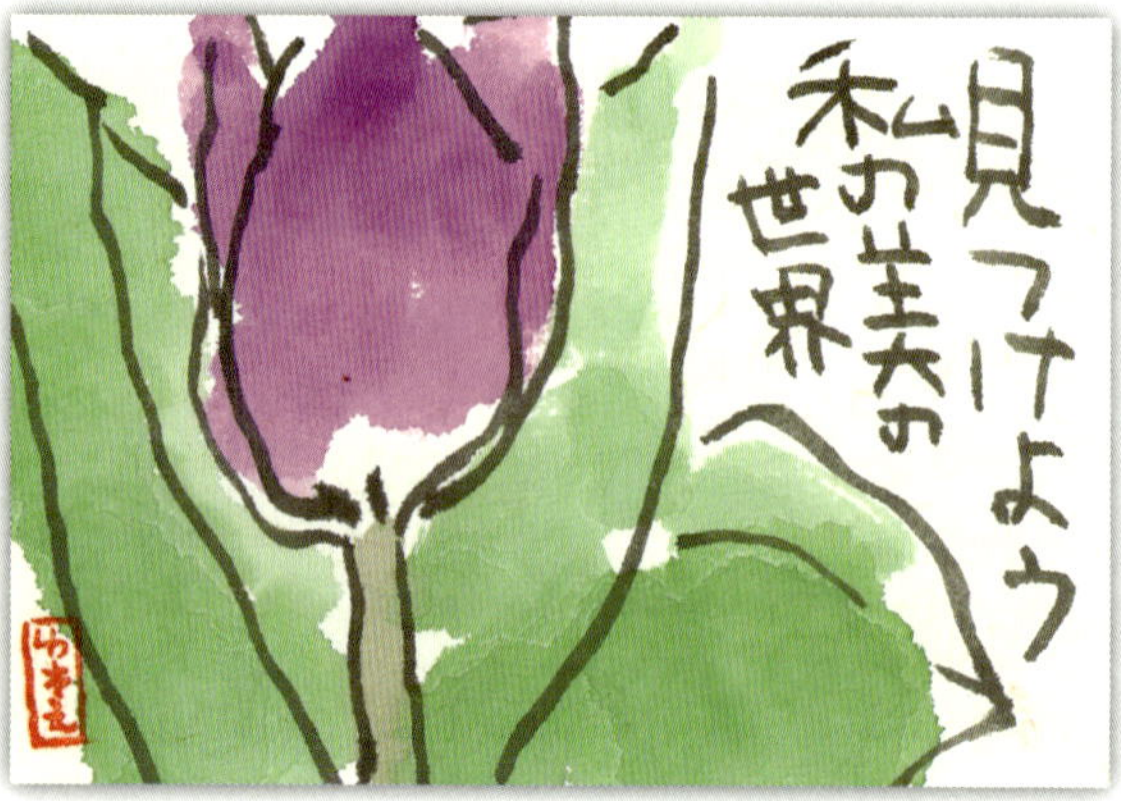

のかについての根拠を明らかにし、他人の意見を聞きながらさまざまな解釈の可能性について考えてもらうことです。こうした過程を通して、考える力や聞く力、そして自分を表現する力がついていきます。美意識を育むうえでとても興味深い試みと言えるでしょう。

美意識、それは絵手紙に取り組む皆さんにとっても大切なものです。ぜひとも育てていっていただきたいものです。そのためには、まずたくさんの本物に触れましょう。足繁く美術館に通い、作品と同じ空間にたたずんでみる。またその作品について仲間と語り合ってみる。きっとそこから新しい世界が開け、美意識も磨かれていくのではないでしょうか。

第3章

認知症予防の鍵は仲間づくりにあり—

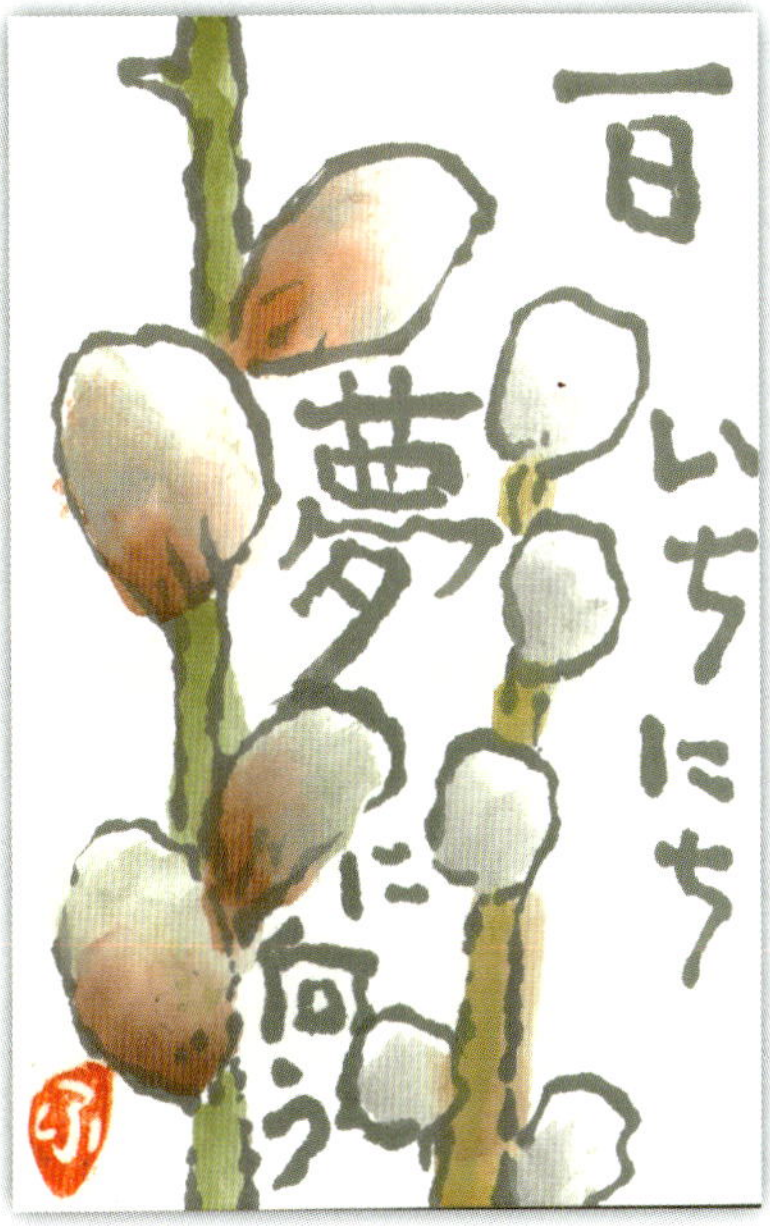

1　仲間をつくろう――社会的孤立は認知症のリスク

内閣府の平成三十（二〇一八）年版高齢社会白書によると、男性の平均寿命は八〇・九八歳、女性は八七・一四歳です。一方、心身ともに自立した生活を送れる期間である健康寿命は、男性で七二・一四歳、女性で七四・七九歳となっています。したがって男性で約九年、女性で約十二年は自立した生活ができない期間が存在することになります。人生百年時代、できるなら健やかに暮らしたいものです。そのためには、いかにして健康寿命を延ばしていくかが大きな課題となっています。

最近メディアでも取り上げられることが多くなった「フレイル」という言葉があります。フレイルとは、高齢になることで運動機能や認知機能などが衰えた状態、すなわち健常な状態と要介護状態の中間状態のことです。このフレイルには、身体的フレイル（筋力低下など）、精神的フレイル（老年性うつ・軽度認知障害など）、社会的フレイル（閉じこもり・経済的困窮など）という三つの側面があり、相互に影響し合いながら悪化していくと言われています。

ここで注目してもらいたいのが社会的フレイルです。その中でも家に閉じこもってしまい、他人との交流が極端に少ない状態は社会的孤立と呼ばれ、心身に悪影響を与えることがわかっています。

日本福祉大学や千葉大学の研究チームが、六五歳以上の健康な男女一万二〇八五人を対象とした調査があります。これによると、同居者以外の人との交流が月一回～週一回未満の孤立した高齢者は、毎日頻繁に交流している高齢者と比べ、食事や入浴に介助が必要となる要介護二以上となるリスクが一・四〇倍、認知症の発症リスクが一・三九倍であったと報告されています。また英医学誌『ランセット』は、高齢期（六五歳以上）の社会的孤立は認知症の危険因子であると述べています。

一方、国立長寿医療研究センターなどの研究チームの報告によると、「配偶者がいる」「同居家族と悩みごとの相談などをする」「友人と交流がある」「地域のグループ活動に参加している」「働いている」のすべてに該当する人は、ゼロか一つの人と比べて認知症発症のリスクが四六％低下するのだそうです。認知症予防には人との交流がいかに大切であるかがおわかりいただけたと思います。

「フレイル」の三つの側面

フレイルとは、高齢になることで運動機能や認知機能などが衰えた状態、すなわち健常な状態と要介護状態の中間状態のこと。

1. 身体的フレイル（筋力低下・口腔機能低下など）

2. 精神的フレイル（老年性うつ・軽度認知障害など）

注目 3. 社会的フレイル（閉じこもり・経済的困窮など）

▼

社会的孤立が認知症につながる

それではなぜ社会的孤立が認知症につながる危険があるのでしょうか。まず考えられるのが人との会話の減少です。会話という行為は、相手の話を聞いて理解し、そして自分の考えを述べるという営みです。そのためたくさんの認知機能を働かせなくてはなりません。しかし会話が減ってしまっては、認知機能を働かせる機会が失われてしまいます。それが脳の不活性化を招き、認知症へとつながる可能性が考えられます。

また話す相手がいないと気持ちがふさぎがちになります。そうするとうつ傾向に陥ってしまうかもしれません。

先ほど紹介した『ランセット』の報告では、高齢期のうつは認知症の危険因子としてあげられています。社会的孤立が招く高齢者のうつも大きな問題となっていくでしょう。

そしていまひとつ考えられるのが、社会的孤立によって周囲の人から認知機能の衰えに気づいてもらえず、認知症が進んでしまうということです。認知症の一歩手前の状態に軽度認知障害というものがあります。軽度認知障害とは、認知機能に衰えが認められるものの、日常生活はなんとか送れる状態です。もし周りの人がこの状態に気がついて適切な治療を行えば、正常に戻れる人もいます。しかし孤立した状態では気づいてもらえず、症状が進行してしまう危険もあるでしょう。

このようにならないようにするためには、日頃の人づき合いが大切です。人とのおしゃべりは脳にとって良い刺激となります。仲間をつくり、交流を絶やさないようにして孤独を解消する。そして認知症予防につなげていくという意識を早いうちから持ちましょう。

人は仲間との交流の場が自分の居場所だと感じられたとき、幸福感に満たされます。その場が自分の居場所であると感じるためには、自分にかかわってくれる仲間の存在が必要です。自分を見て、自分の話を聞いてくれる仲間との時間に身をゆだねるとき、脳は喜びを感じるでしょう。絵手紙という共通の趣味を持った仲間との交流の場を、ぜひ自分の居場所と感じられるようにしてみてください。

またそのような居場所を持っていると、ちょっとした異変に仲間が気づいてくれるかもしれません。認知症の症状に時間や場所がわからなくなる見当識障害《けんとうしきしょうがい》というものがあります。もしある人が見当識障害のために絵手紙教室に通わなくなれば、まわりの仲間が気づくはずです。そして早期発見につながれば、大事を未然に防ぐこともできるでしょう。

人は人に支えられて生きています。私たちは細やかな感情のやり取りを通して喜びを分かち合う存在です。絵手紙を通して仲間をつくってみませんか。楽しみながら認知症が予防できれば、こんなにうれしいことはないと思います。

◆絵手紙力で認知症予防　ポイント21

＊社会的孤立の解消が認知症予防の鍵

＊絵手紙を通して仲間をつくろう

2　脳を眠らせないためのコミュニケーション

絵手紙とはお互いの気持ちを交換し合うためのメディアです。絵手紙で交わされる四季折々のあいさつや近況報告は、一つのコミュニケーションとして生活を豊かにしてくれます。しかし日常生活においては、フェイス・トゥ・フェイスでの情報のやり取り、ようするに会話によるコミュニケーションが一般的です。面と向かって話すからこそ、伝わる情報もあるでしょう。

ここでは絵手紙という活動を通して、会話でのコミュニケーションを図ることをおすすめします。なぜなら会話でのコミュニケーションが成立するためには、多くの認知機能が必要となるため、脳の活性化が期待できるからです。

今、目の前に話し相手がいるとしましょう。そのとき皆さんは、まず相手の表情を見るはずです。ここで働くのが後頭葉《こうとうよう》の視覚野《しかくや》です。そして相手の話に耳を傾けるでしょう。このときは側頭葉《そくとうよう》の聴覚野《ちょうかくや》が活動するでしょう。また言葉の意味を理解するウェルニッケ野、言葉を生み出すブローカ野という部位の働きも大切になります。そして特に重要なのが、すべての情報を総合的に判断する前頭前野《ぜんとうぜんや》です。ここが衰えると相手の気持ちを察したり、自分の感情をコントロールできなくなったりするため、円滑なコミュニケーションに支障が出てしまうのです。

このように大ざっぱにみても、会話のためには多くの脳機能が必要となります。コミュニケーションをとらないと脳は眠ってしまうのです。ぜひ絵手紙のサークル活動などを通じて、積極的に会話をするように努めてみましょう。ここでは認知機能を高めるために会話の際に心がけたい三つのポイントについて紹介します。

①相手を見ることから始める

まずは相手をよく見ることから始めましょう。顔の表情、しぐさ、服装、雰囲気などを感じ取ってみます。顔の表情から相手の心情を推し量る、ちょっとしたしぐさから心の裏を読む、服装からその人の嗜好やライフスタイルを想像する、そして全体的な雰囲気から場の空気を感じるためには、高次の脳機能である社会的認知機能が不可欠です。

　このように相手の表情や言動などから、相手の感情や意思を推測する社会的認知機能は、対人関係の基礎となる重要な能力です。この機能が衰えた認知症高齢者は、相手の気持ちや場の雰囲気が読めなくなるため、傍若無人《ぼうじゃくぶじん》なふるまいをしてしまうことがあります。ですから社会生活を送るためには、この社会的認知機能を維持していく必要があるのです。そのためには、日頃から相手の意図や性質を理解するように努めることが大切でしょう。

②相手の話をよく聞く

　聴覚機能はできるだけ良好な状態を保ちたいものです。聴覚機能がうまく働かないと、記憶力や理解力も衰えがちになります。年をとれば誰でも耳が遠くなるもの。ある調査によれば、七十五歳以上の約七割が難聴と報告されています。難聴が気になる方は、一度専門医の診察を受けるのもよいでしょう。

　一方、相手の話を文脈まで理解するための「聞く力」をつけることも大切です。そのためには相手が話しやすい雰囲気をつくることです。このとき大事なのが「私はあなたの話を全身で聞いていますよ」というメッセージを、表情、姿勢、ジェスチャーなどで相手に伝えることです。相手のほうを向く、ほほえむ、適切にうなずくなどの所作はコミュニケーションの基本です。それによって相手は安心して話しやすくなるでしょう。

また質問する力をつけることも重要です。適切な質問によって、より深い理解が促されます。そして相手の話の文脈を理解するために、想像力を働かせて聞くようにしてください。そのような態度で聞こうとするとき、それは相手に伝わって会話は円滑に進むでしょう。

③相手を信頼し受け入れる

私たちは人とのつながりの中で生きています。誰しも一人きりで生きていくことはできません。自分の殻から抜け出して外の世界に身をゆだねるとき、一人ではないのだという安心感が生まれます。そのためには他人を信頼し、相互依存の関係をつくる必要があるでしょう。

他人を信頼し、良好な関係にあるときほど、脳内物質のオキシトシンが増える傾向にあることがわかっています。オキシトシンは不安なときに出るコルチゾールというストレスホルモンの発生を抑え、安心感を与えてくれる働きがあります。頭の中が不安でいっぱいだと、脳も十分に機能しないでしょう。そうならないためには、相手を受け入れ、また相手にも受け入れられるという関係の中で信頼感を育むことが大切です。人と話をするときには意識してみてください。

◆絵手紙力で認知症予防　ポイント22

＊コミュニケーションで脳機能をフル活用しよう

＊社会的認知機能の維持には「相手を見て、話を聞いて、信頼する」ことが大切

3　健康寿命を延ばす笑いの力

人は一日にどのくらい笑うのでしょうか。ある報告によると、赤ちゃんは平均四〇〇回程度笑うと言われますが、三十五歳を超えるとその数は一日一五回にまで減ってしまうそうです。笑いが心身の健康や仲間との社会性を育むうえで重要な役割を果たしていることを考えれば、これは残念な結果と言わざるをえないでしょう。ここでは絵手紙を通した仲間との交流で、大いに笑うことをおすすめしたいと思います。

笑いが健康に良いという話はよく耳にする話です。では笑いの乏しいうつ状態が認知症のリスクになることをご存知でしょうか。高齢期のうつは、アルツハイマー型認知症で一・六五倍、脳血管性認知症で二・二五倍、そして全体で一・八五倍も認知症になるリスクが高いという研究報告があります。

一方、笑いによって認知症の予防効果が期待できるという報告もあります。大阪のある市で六十五歳以上の住民を対象とした認知機能調査が行われました。その結果、笑う機会が「ほとんどない」人は、「ほぼ毎日笑う」人の三・六一倍も認知機能が低下するリスクが上昇していたと報告されています。つまりよく笑う生活をしていれば、笑わない人よりも認知機能の低下を抑えられる可能性があるということになるでしょう。

さらに笑うと知的柔軟性や即時記憶力が向上するという報告もあります。一度笑った後には脳内がリセットされ、集中して物事を考えられるようになるそうです。またこの報告では、小さな笑いよりも大きな笑いのほうが、認知機能の向上や改善には効果的であることも述べられています。

以上のような報告からすると、どうやら笑いは認知機能の改善や認知症予防に効果が期待できそうです。しかし笑いは認知機能面だけにとどまらず、免疫系、内分泌系、循環器系にも良い効果があることが報告されています。

例えば次のような研究があります。

がん患者を含むボランティアに演芸を鑑賞してもらい大いに笑ってもらいました。そして笑う前と後でどのようにナチュラルキラー細胞の数値が変化したかを調べました。ナチュラルキラー細胞とは、腫瘍細胞や体外から侵入してきたウイルスや細菌を発見すると、すかさず攻撃を仕掛けて破壊する重要な働きをする細胞です。その結果、ナチュラルキラー細胞活性の数値が基準値以下だった人は、笑った後ではその数値が上昇したのです。つまり免疫力がアップしたということになります。

笑いの刺激は神経ペプチドと呼ばれる免疫機能活性ホルモンの分泌を促します。そしてこのホルモンの影響によって、免疫力をアップさせるナチュラルキラー細胞が血液やリンパ液の中で活性化されると考えられています。したがって笑いは免疫力を活性化し、がんや感染症を予防するための有益な健康法となる可能性があると言えるでしょう。

また笑いには糖尿病の血糖値上昇を抑える働き、動脈硬化における血管機能を良くする働き、そしてストレスを軽減させる働きがあることが報告されています。以上のようにみてくると、まさに笑いは健康寿命を延ばす百薬の長と言っても過言ではないかもしれません。ぜひ笑いに満ちた潤いのある生活を送りたいものです。

ところで人はなぜ笑うのでしょう。この奥深い問いに紙幅を割く余裕はありませんが、人間が社会的動物である以上、他人に向けた社会的笑いは欠かせないものでしょう。私たちは人とのつながりの中で生きています。社会的ネットワークの網の目の中で生きていくためには、他人とうまくやっていかなければなりません。そのためには相手との間に良好な関係を築いていくことが大切です。その際、笑うことによって親しみを表現すれば、相手と良い関係が結べる確率は高まるでしょう。人とうまくつき合うためには、こうした社会的能力がとても重要なのです。

優しい笑いは人を幸せにします。そして誰かが笑っていると、なぜかつられて笑ってしまいそうになるはずです。人と一緒に笑うと幸福感をもたらすエンドルフィンという脳内物質が放出されます。居合わせた人たちに同時にエンドルフィンの放出が起きると、一体感や安心感が高まり、幸福感がもたらされるわけです。

幸福感は伝染します。幸せな友人が一マイル（一・六キロ）以内に住んでいれば、自分も幸福感を感じる可能性は二五％増加するという研究報告もあります。笑いがもたらす幸福感のパワー、まさにおそるべしといったところでしょう。

大切なことは、皆さんが社会的ネットワークの一部であるということを自覚することです。そして個々人の幸福感が他人に影響を与えるということを認識することでしょう。絵手紙を通した仲間との交流の重要な意味は、笑顔を交わし合うことによる幸福感をかもし出すことにあるのではないでしょうか。それが皆さんの健康づくりの一助になれば喜ばしいことです。笑顔を忘れずに楽しく絵手紙に取り組んでください。

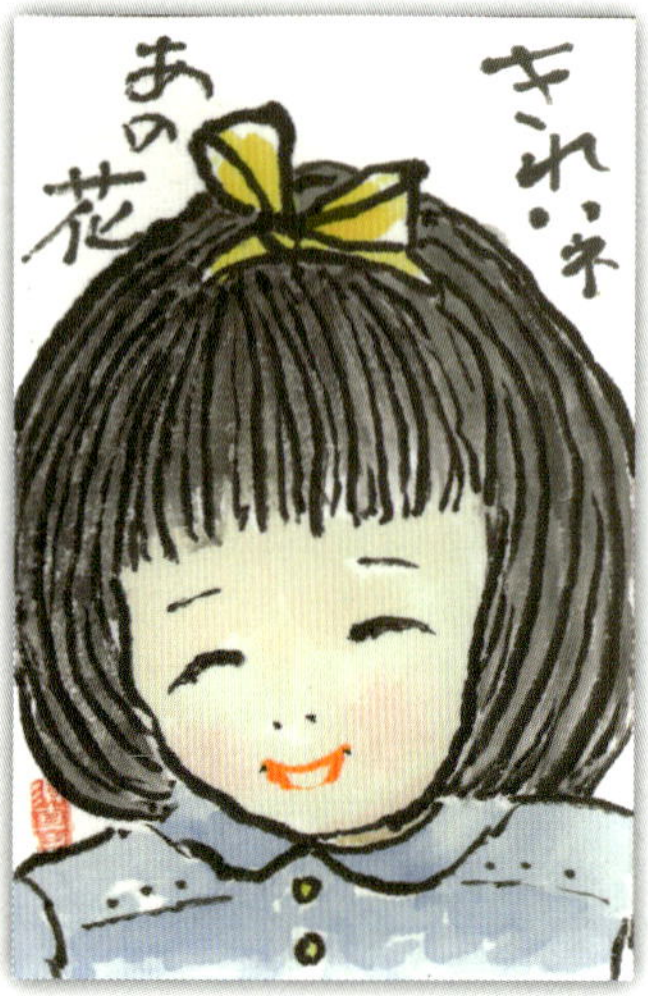
きれいネ
あの花

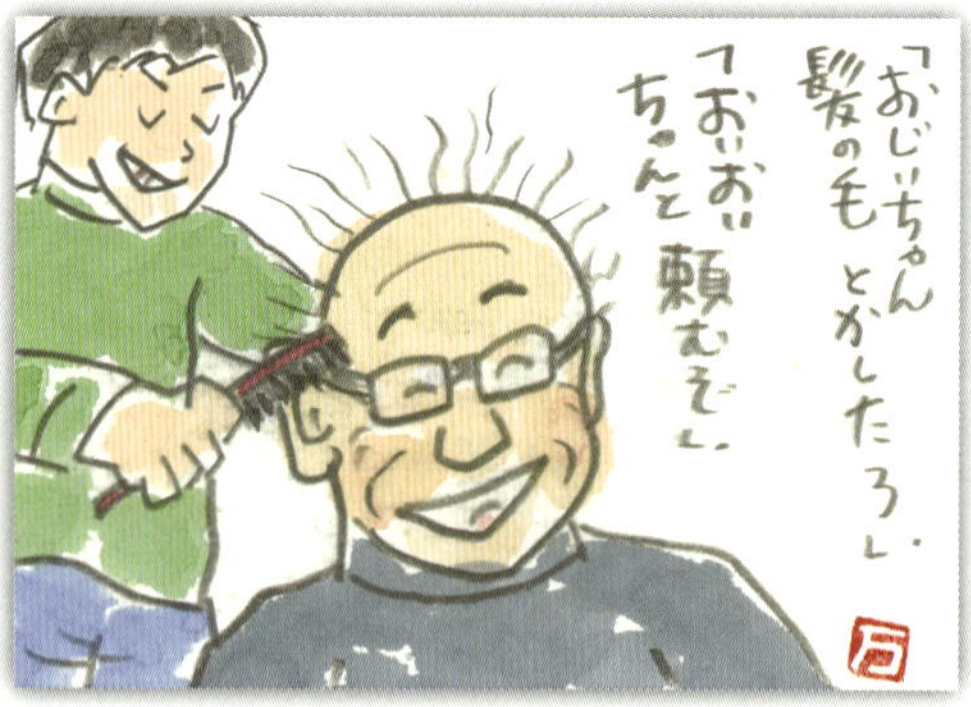
「おじいちゃん髪の毛とかしたろ」
「おいおいちゃんと頼むぞ」

笑顔を忘れずに楽しく絵手紙

◆絵手紙力で認知症予防　ポイント23

＊笑顔は百薬の長

＊笑顔の交換で脳は幸福感に満たされる

4　目でかき方を盗め――ミラーニューロンってなに？

人は何事かをまねることで成長してきました。子どもは親をまね、後輩は先輩をまねることによって一人前になっていきます。「何もまねしたくないなんて言っている人間は、何も作れない」とはシュールレアリズムの巨匠ダリの言葉です。人は誰しも最初の段階ではまねから始めます。まったく何もないところからオリジナルなものを創作することはできないのです。

わが国の芸事における修行段階を示したものに「守破離《しゅはり》」と呼ばれるものがあります。「守」は師の技を忠実に守り、型を身につける段階。「破」は他の流派の教えについても良いものは取り入れ、発展させる段階。そして「離」は基本の型から離れ独自の境地を開く段階のことです。

何事も最初は型を身につけることが大切です。型ができていないのに型を破ることはできません。十八代目中村勘三郎さんは、若い人はすぐに型破りをやりたがるが、型を会得した人間がそれを破るからこそ「型破り」であるという趣旨のことをよく話していたそうです。型ができていない人がやみくもに型を破ろうとしても、それではただの「形なし」です。そのような人では、芸の成長が見込めないことは言うまでもないでしょう。

絵手紙も例外ではありません。始めて間もない頃は、線の引き方、彩色の仕方など基本的なことを身につける必要があるでしょう。そのためには良い指導者を持つことです。指導者はその道の先達なので、さまざまなことを教えてくれるでしょう。そしてなにより、良い指導者を持つことの最大の意味は、指導者の姿を近くで見ることができることにあるのです。

かき方を習得するためには、ただ一方的に教わるだけでなく、指導者のかき方や学ぶ姿勢を見て盗むことも大切です。その際に働くのがミラーニューロンと呼ばれる脳細胞です。ミラーニューロンとは、他人のある動作を見たとき、あたかも自分もその動作をしているかのように反応する脳の神経細胞のことです。

何気なく他人の動作を見ているだけでも、私たちの脳内の身体は同じように働いています。例えば皆さんが指導者の筆の持ち方を見ているとしましょう。そのとき皆さんの手指の運動野《うんどうや》（大脳皮質にある運動の命令を出す領域）の活動は高まります。また指導者の流麗な筆運びを見ているときには、皆さんの腕の運動野の活動が高まることになります。つまり他人の動きを見ているだけで、脳内で同じ活動が生じているということは、脳は他人のまねをしているということになるでしょう。

このミラーニューロンの活動は、目の前で動きを見ていても動画を見ていても生じます。ところが、動画（二次元）で見たときよりも、目の前（三次元）で見たときのほうが、ミラーニューロンの活動が大きいという報告もあります。したがって、実際に指導者の動きを見たほうが、脳はより動きをまねる、すなわち技を盗むには適しているということになるでしょう。

良い指導者についてその動きをよく見ましょう。かき方の習得には、まず指導者をまねることが第一歩です。基本的な型を身につけたうえでの創意工夫であることを忘れないようにしたいものです。

◆絵手紙力で認知症予防　ポイント24

・良い指導者について基礎を身につけよう

・指導者のかき方や学ぶ姿勢を見て盗むことも大切

5　スケッチ旅行へ行こう──計画を立てるだけで幸福感アップ

「旅は私にとって、精神の若返りの泉である」これはデンマークの童話作家アンデルセンの言葉です。確かに旅行に出かけると気分が高揚し、若返ったように感じる方も少なくないでしょう。旅行で普段とは違う新しい経験をすること。これは脳にとって大いに刺激となり、脳機能を活性化させる良い機会となることが期待できます。そこでおすすめしたいのが、仲間と誘い合ってスケッチ旅行へ出かけることです。

脳出血で右半身麻痺となったHさん。車椅子の生活になりましたが、それでも半年に一度は仲の良い夫婦三組で旅行に出かけていました。食べることが大好きなHさんは、旅行先のグルメ情報を調べては、あれこれと計画を立てる役回りだったそうです。Hさん曰く、旅行は出かける前のほうが楽しいとのこと。そして旅行は小さな悩みやストレスを癒してくれるから、これからも続けていきたいと言っていました。

Hさんにとって仲間との旅行は、ストレスの緩和になっています。そして事前に計画を立てるという役回りが、脳機能の活性化につながっている可能性もあるでしょう。どうやら旅行というものは、私たちの体にさまざまな恩恵を与えてくれるもののようです。

では旅行が脳機能の活性化につながる理由について考えてみましょう。まず旅に出るには計画を立てなければなりません。この計画を立てるという高次の認知機能は前頭葉《ぜんとうよう》が重要な働きをしています。

しかし脳卒中や交通事故などで脳損傷を負うと、何かを行うときに計画が立てられず、指示をしてもらわないと動けないという遂行機能障害《すいこうきのうしょうがい》という症状が現れることがあります。また認知症でも計画をうまく立てられなくなるという症状はよく見られるところです。つまり前頭葉などの脳機能がしっかりと働かないと、計画を立てることが難しくなると言えるでしょう。

旅行の計画を立てるには、目的地や宿泊先はもちろんのこと、どこで何をスケッチするのか、途中でどこかに立ち寄るのかなどを選択しなければなりません。このとき前頭葉がいろいろな条件を総合的に考え合わせ、そして最善と考える選択をするからこそ、実現可能な旅行計画を立てることができるのです。

また旅行には不測の事態がつきものです。そのときどのように対処するかという判断力も求められます。交通渋滞で目的地に予定通りにつきそうもない、突然の雷雨で屋外スケッチができなくなるなど状況はさまざまでしょう。そのようなとき総合的に考えて判断をくだすには、高次の認知機能が必要とされるでしょう。

旅行が脳機能の活性化につながる理由は、次のように言えるのではないでしょうか。まずもって旅行のためには、計画立案能力や不測の事態への対応力といった高次の脳機能が必要です。そして旅行に行く際に、私たちは知らず知らずのうちにこれらの能力を使っています。だからこそ旅行は脳機能の活性化につながると言えるでしょう。

さて、ここでもう一つ、旅行が脳機能に与える影響について触れておきたいと思います。それは旅行の計画を立てるだけで、幸福感を高めることができるということです。例えば今度のスケッチ旅行ではこんな画題に挑戦しよう、途中で寄る美術館ではあの作品をじっくりと鑑賞しようなど楽しい計画を立てると、脳内では意欲や快感に関係する脳内物質のドーパミンが分泌されます。

先ほど例にあげたHさんは、事前にグルメ情報について下調べしていました。おそらくHさんの脳内ではドーパミンの分泌が進み、来るべき旅行への期待感でいっぱいだったのではないでしょうか。

この旅行前の幸福感の効果は、なんと八週間は続くそうです。また計画はできるだけ綿密にしたほうがより幸福感は増すと報告されています。さらに旅行中は脳内物質セロトニンが普段より多く分泌されるとのこと。この物質は幸せホルモンと呼ばれており、心が落ちつきリラックスできるそうです。

このように旅行は脳に良い影響を与えることが期待できそうです。そのためには、できるだけ自分で旅行の計画を立てましょう。そうすることで前頭葉は活性化し、かつ脳内は楽しい旅行へのわくわく感で幸せな状態のはずです。さあ、皆さんも仲間を誘って出かけてみましょう。絵手紙サークルのスケッチ旅行へ参加するのでもかまいません。旅の経験が新しい刺激となって脳を活性化してくれるでしょう。

◆絵手紙力で認知症予防　ポイント25

＊スケッチ旅行の計画立案で脳を活性化しよう

＊旅行前の幸福感で脳をリラックス

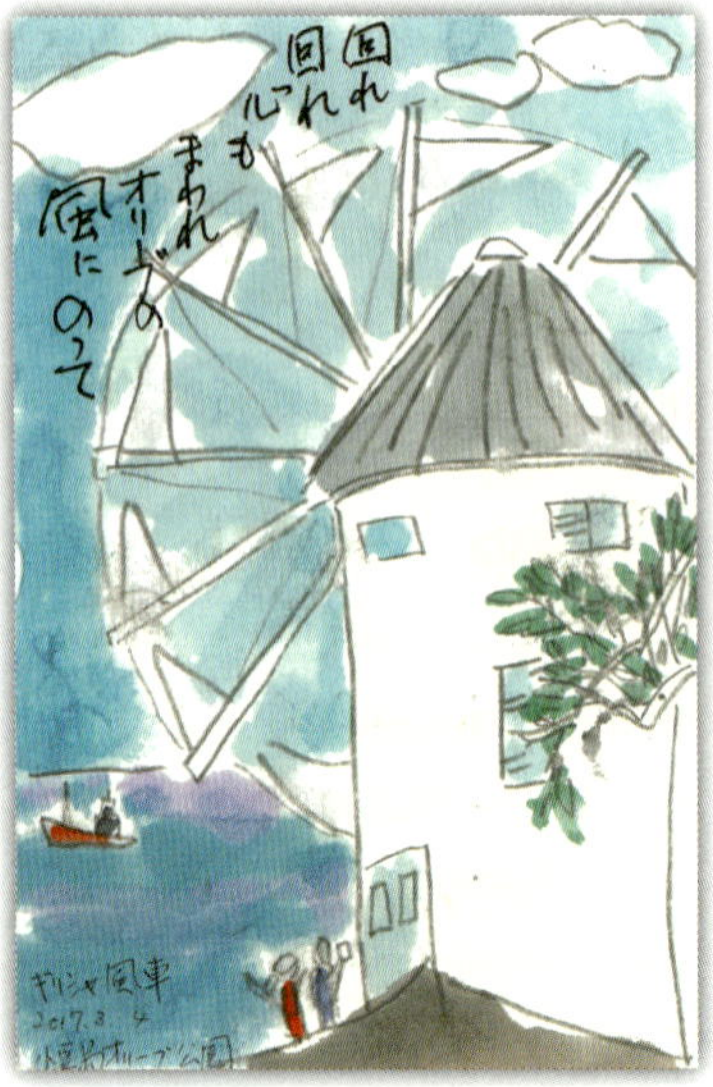
回れ 回れ
心も まわれ
オリーブの
風に のって
ギリシャ風車
2017.3.4
小豆島オリーブ公園

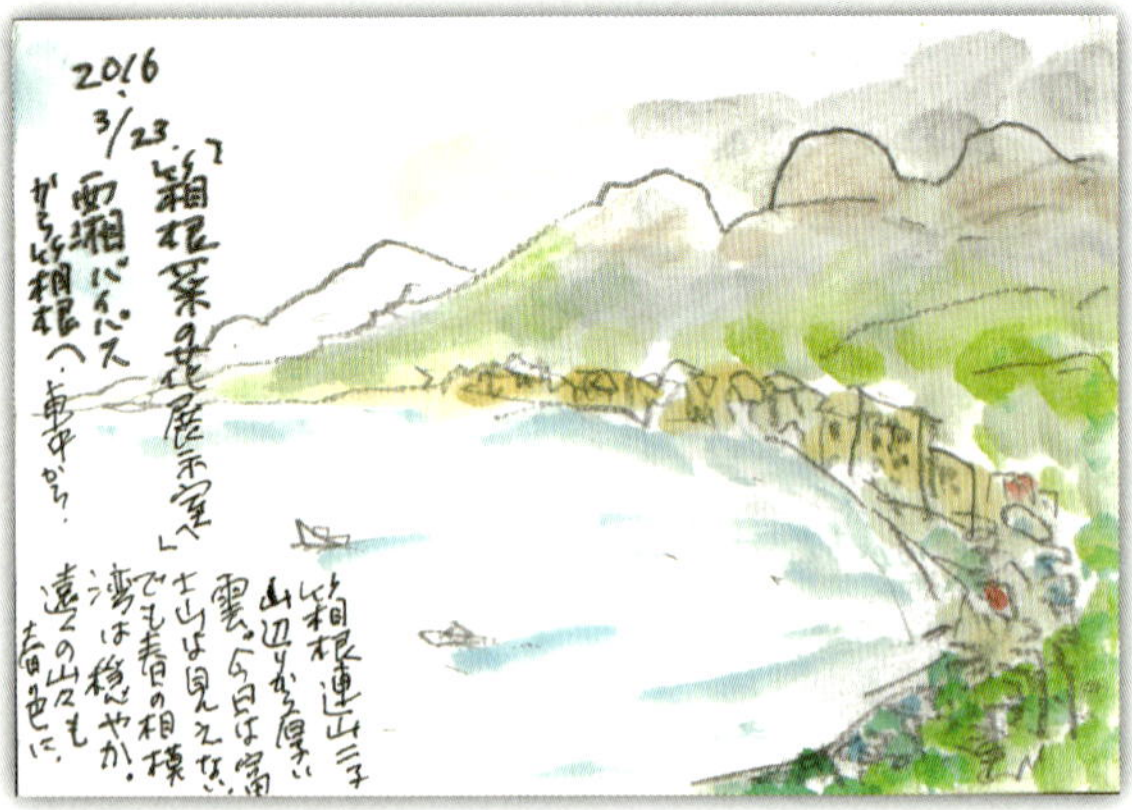
2016.3/23.
「箱根菜の花展示室」へ
西湘バイパス
から箱根へ。車中から。
箱根連山に
山辺りから厚い
雲。今日は富
士山は見えない。
でも春の相模
湾は穏やか。
遠くの山々も
春の色に。

スケッチ旅行で旅情あふれる絵手紙を送ろう

6　異文化交流で脳に刺激を！

オールドファンには懐かしい映画『旅情』。休暇でベニスにやってきたアメリカ人女性ジェーン（キャサリン・ヘプバーン）とイタリア人男性レナート（ロッサノ・ブラッツィ）との短いロマンスです。

その中でジェーンが真紅のゴブレットを買おうとするシーンがあります。するとレナートが「イタリアで買い物をするときは必ず値切ること」というアドバイスをします。たったこれだけのシーンですが、そこには異文化体験がしっかりとかかれています。

身近な異文化体験といえば言葉があげられます。まったく違う言葉に触れたときのあの新鮮さは、まさに異文化を体感したことの証でしょう。さて、この異なる言語である外国語が認知症予防に一役買ってくれそうなことをご存知でしょうか。

ある研究によると、二か国語を話す人たちは、母国語だけの人たちよりもアルツハイマー型認知症、脳血管性認知症、前頭側頭型認知症の症状が４年以上遅れることがわかったそうです。この研究に参加したエジンバラ大学のトーマス・バック教授は、二か国語の併用は現在のどんな薬よりも認知症への影響が強いという可能性が示されたと述べています。

また二か国語を話す人は、脳の実行機能がつかさどる課題の遂行能力に優れるという研究結果や、中年期になってから第二言語を学び始めても、認知症予防に役立つという報告もされています。確かに日本語と英語の文法は大きく異なります。そのため新たに外国語を学習し始めるときには、それなりの負荷が脳にかかり、それが予防の一助になっているのかもしれません。

次のような研究報告があります。対象は英語の学習を中学一年生から開始した生徒です。この生徒たちの脳の文法中枢（言語の文法処理をすると考えられる左前頭葉の一領域）の活動は、中学生から大学生にかけての六年間の学校教育においてどのように変化したのでしょうか。この研究では、英語が定着するにつれて、生徒たちの脳の文法中枢の活動が高まり、維持され、そして節約されるというダイナミックな変化が見られたと報告されています。

つまり英語学習の初期においては、まだ生徒は英語の文法に慣れていないため、文法中枢を盛んに活動させます。学習の中期になると英語に少しずつ慣れてくるため、文法中枢の活動は維持されます。そして文法知識が定着する後期には、文法中枢の活動を節約するように変化すると考えられるのです。

これは経験上うなずけるのではないでしょうか。新しいことを始めたばかりの頃は、額に汗しながら必死にやり方を覚えようとします。ところが慣れてくると、さほど意識しなくてもできるようになるでしょう。

このように意識しなくてもできるようになるということは、物事に熟練するということなので、ある意味喜ばしいことです。しかし、いつも慣れたことばかりしていると刺激にならず、脳は退屈してしまうのです。

外国語の学習が認知症予防に効果が期待できるというのは、これまでとは違う言語処理をしなくてはならないという刺激が脳を活性化させているからかもしれません。また外国語の学習を通してその国の人とコミュニケーションをとったり、通じ合えたときの喜びを経験したりすることも脳を活性化する要因になるでしょう。

そこで提案したいのが、絵手紙を外国語でかいてみるということです。いきなり英会話を始めるのは少しハードルが高いと思われている方でも、絵手紙なら始めやすいのではないでしょうか。簡単なあいさつ程度でかまいません。まずは挑戦してみることが大切です。

実際にアメリカ、ドイツ、韓国、台湾などの方と絵手紙交流をやっている方もいるようです。お国柄によってどんな絵手紙なのでしょう。想像するだけでも楽しめます。また（一社）日本絵手紙協会は、イタリアのフィレンツェにある絵手紙教室（カルチャースクール）と絵手紙交流を行っています。日本からグループで出かけていき、フィレンツェで絵手紙体験講座などを開くという活動も行っているそうです。きっとジェーンとレナートのような小さな異文化交流も期待できるでしょう。このような活動は、異文化交流と旅行のダブル効果でいっそう認知症を遠ざけてくれるのではないでしょうか。

外国語の学習は異文化交流の第一歩。それが適度な刺激となって脳を活性化してくれます。皆さんも絵手紙に異国の言葉を添えてみませんか。

◆絵手紙力で認知症予防 ポイント26

＊外国語の学習が認知症予防に効果的

＊外国語の絵手紙に挑戦してみよう

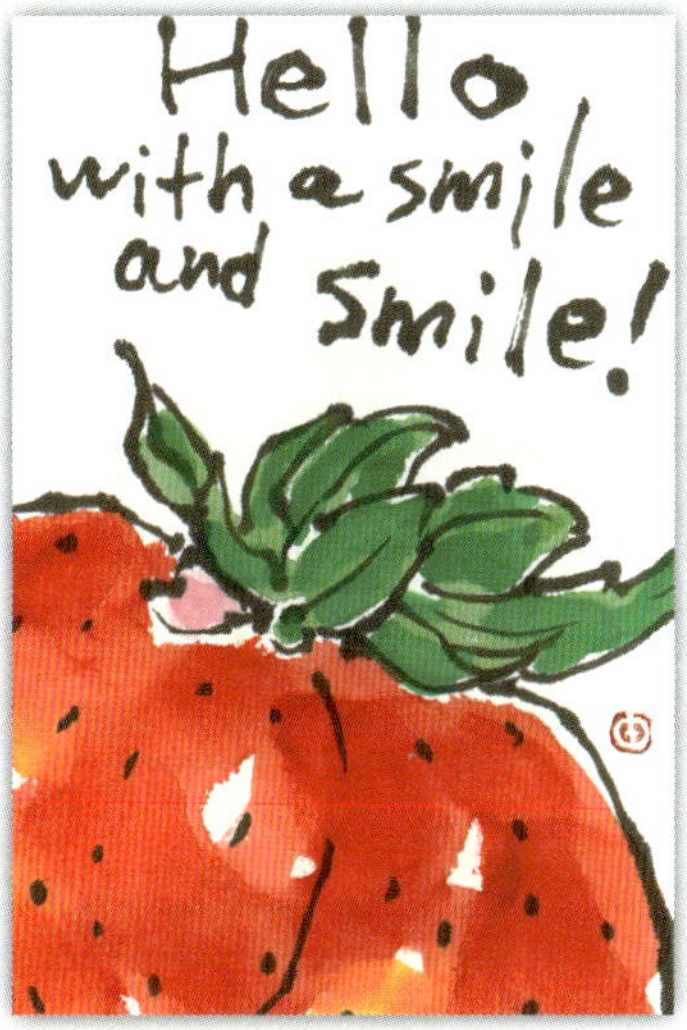
Hello
with a smile
and
smile!

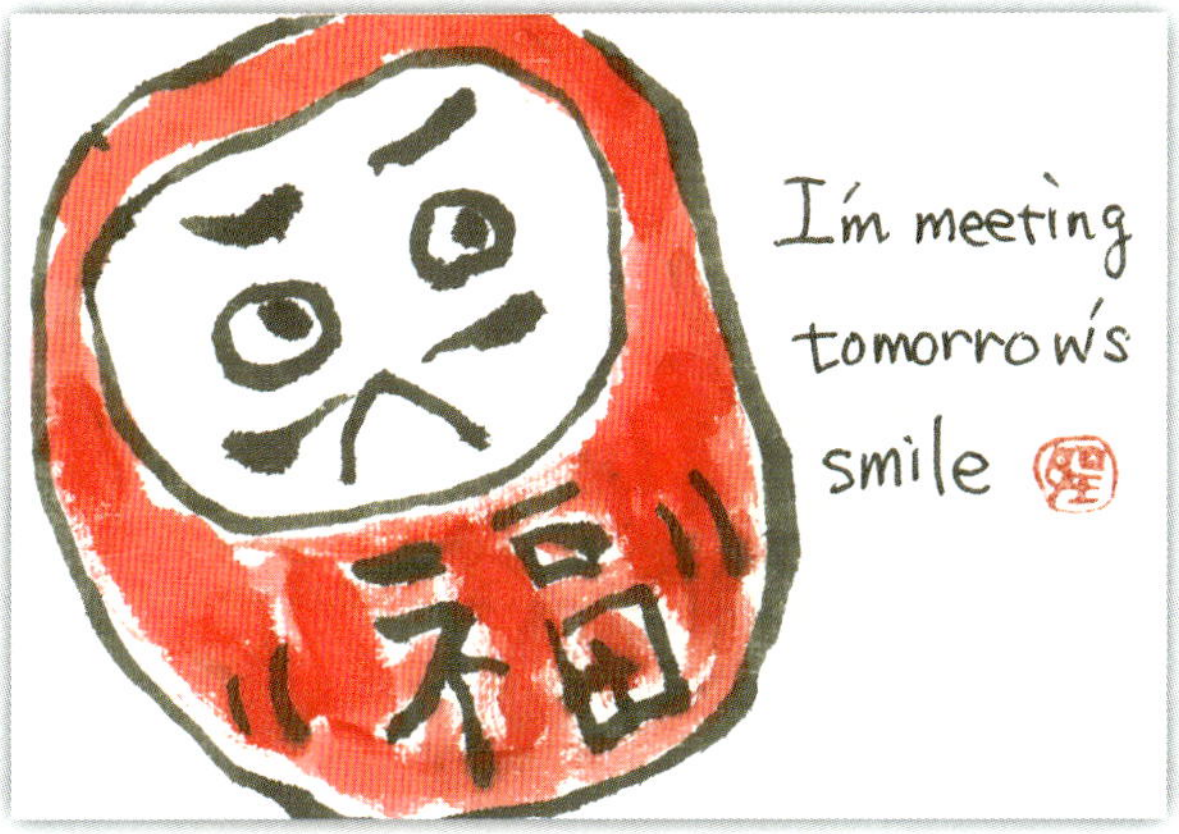
福
I'm meeting
tomorrow's
smile

外国語で絵手紙をかいて送ってみよう

コラム

孤立はもはや社会的問題

社会的孤立が認知症のリスクであることについてはすでに述べましたが、どうやら日本の高齢者は友達づき合いが少ない傾向にあるようです。内閣府は日本、アメリカ、ドイツ、スウェーデンの六十歳以上の男女を対象にした意識調査を実施しました。それによると、「家族以外の人で相談し合ったり、世話したりする親しい友人がいるか？」という質問に対して、「(同性も異性も) いずれもいない」と答えた人の割合は日本が二五・九％と最も高い割合を示しました。内閣府は「高齢者が地域社会から孤立しないように社会参加を促す取り組みが求められる」としています。

一方、働き盛りの現役世代でも「職場での孤独」が問題になっています。職場で孤独を感じると個人のパフォーマンスは低下し、健康面ではさまざまな負の影響を与えることがわかっています。例えば孤独感は一日一五本のタバコを吸うのと同じくらい健康を害するという報告や、社会的に孤立しているかどうかにかかわらず、孤独感を感じる人は死亡リスクが高いという調査もあります。

またある調査では、参加者に実験的に孤独感を抱かせた結果、論理的思考能力が低下し、他者に対する攻撃性が見られるようになったと報告されています。このように孤独は、健康面、認知機能面、そして精神面にもマイナスの影響を与えてしまうのです。

このような状況を考えると、もはや孤独は個人の問題だと切り捨ててばかりいるわけにはいきません。社会全体で考えていかなければならない喫緊の課題と言えるでしょう。そういえばイギリスでは孤独問題担当大臣というポストが新設されたことで話題になりました。孤独がイギリス経済に与える影響は、なんと年間五兆円近くにも上るそうです。日本でも孤独問題担当大臣が誕生する日がくるのでしょうか。

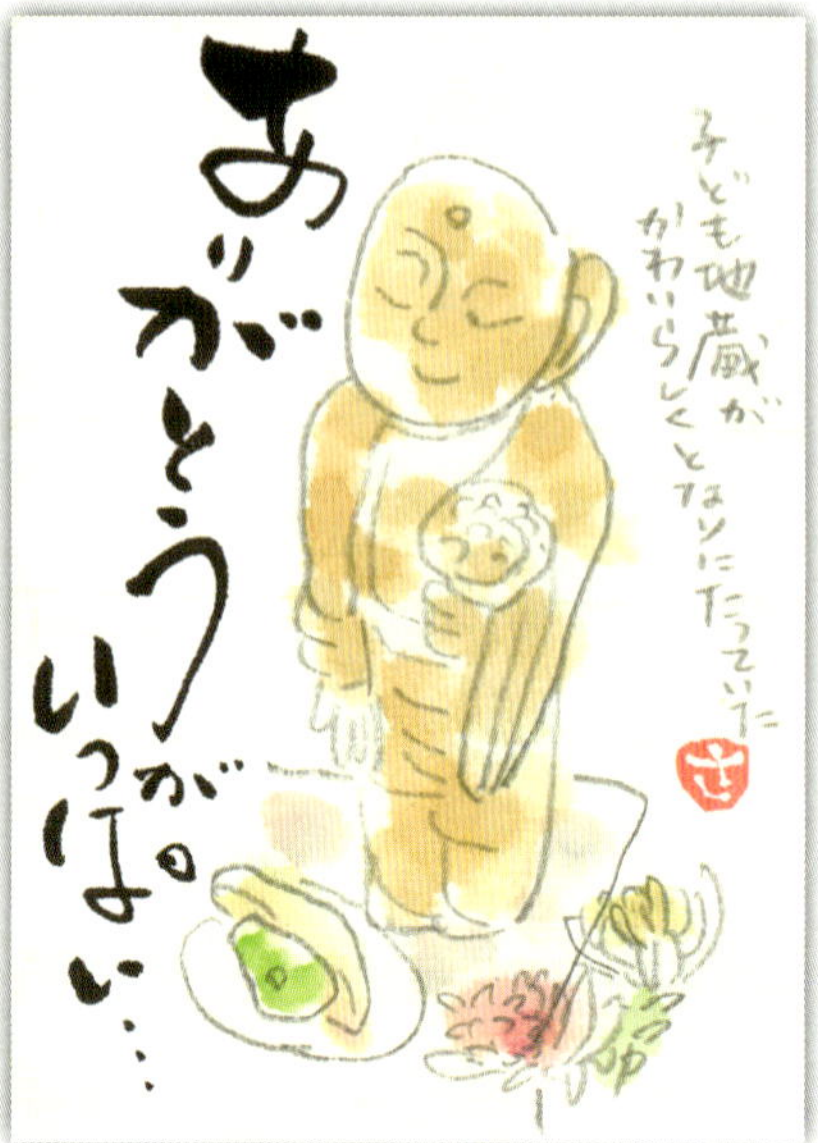
ありがとう
いっぱい…
子ども地蔵が
かわいらしくとなりにたっていた

いい仲間が一番大事

第4章

いつまでも絵手紙を続けるための身体づくり——

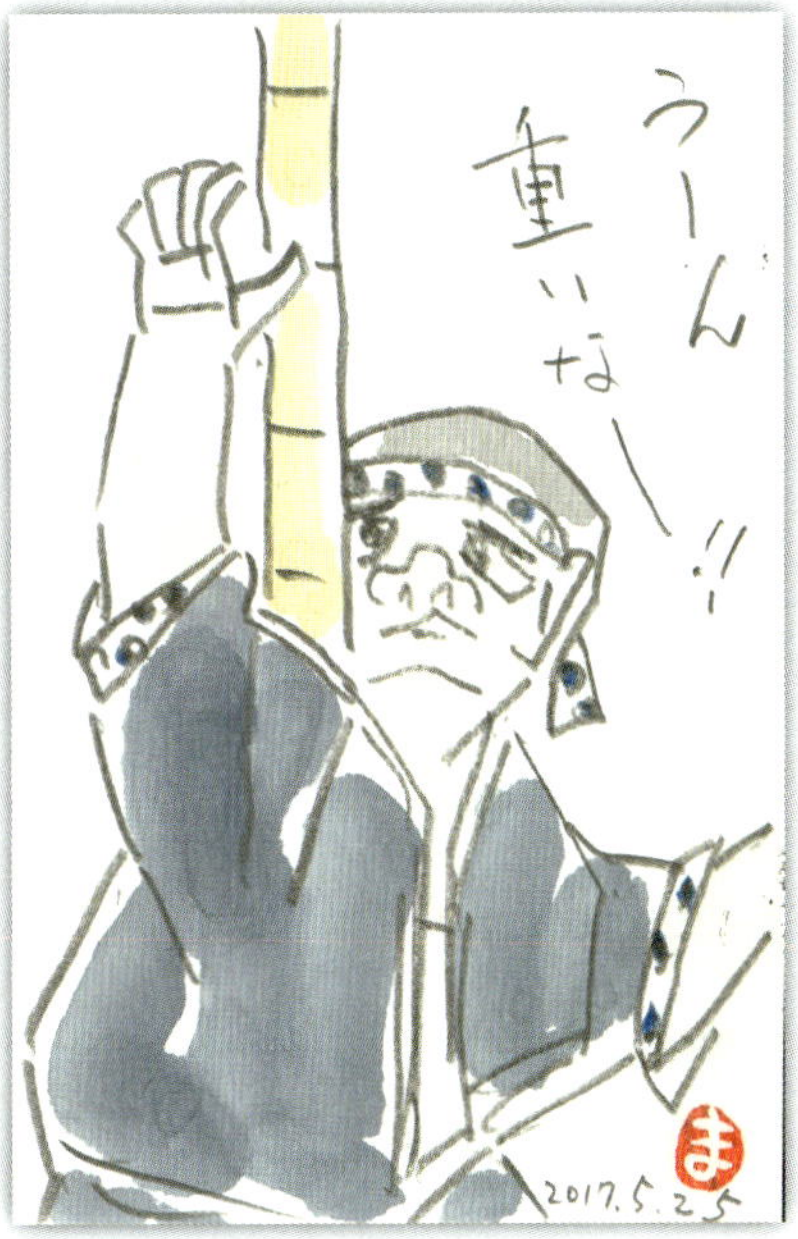

1　座り過ぎが健康被害をもたらす

座り過ぎがさまざまな健康被害をもたらすことをご存知でしょうか。オーストラリアの研究機関の報告によると、一日に一一時間以上座っている人は、座っている時間が四時間未満の人に比べて死亡リスクが四〇％高まるそうです。特に日本人は座りっぱなしの人が多いとのこと。注意する必要がありそうです。

座り過ぎが健康被害をもたらす理由はどこにあるのでしょうか。端的に言えば、座ったままだと足の筋肉を動かさないので、血流が滞《とどこお》ったり代謝機能が低下したりするからです。

血流が滞ってしまうのは、ふくらはぎにある下腿三頭筋《かたいさんとうきん》という筋肉が働かないことがその理由です。この筋肉は「第二の心臓」と呼ばれており、下半身に下りた血液を心臓に押し戻すポンプの働きをしています。このポンプ作用が働かないと、血流が滞り、酸素や栄養が全身に行きわたらなくなってしまうのです。

また太ももには大腿四頭筋《だいたいしとうきん》という大きな筋肉があり、主に立ち上がるときに働きます。座りっぱなしだとこの筋肉を動かす機会が減ってしまい、エネルギー代謝が悪くなってしまいます。その結果、糖の代謝が悪くなり、肥満や糖尿病になりやすくなると言われています。

このように座り過ぎはさまざまなリスクが伴います。絵手紙に集中するあまり、つい座りっぱなしにならないように心がけましょう。絵手紙に取り組む際は、以下の点に留意することをおすすめします。

＊三〇分に一度は立ち上がり、その場足踏み、膝の屈伸、つま先立ちを行う

＊関節の痛みや転倒の不安のある人は、座ったまま膝を伸ばす、かかとの上げ下げをする

＊適度な水分補給を心がける

2　座り方にご注意を

座り過ぎの弊害としていま一つあげておきたいのが腰痛です。腰や背中が丸まった状態で座り続けると、腰に負担がかかり腰痛の原因となります。人間の背骨はS字カーブ状に湾曲しており、体重による衝撃を緩衝してくれています。しかし背中が丸まった状態で座っていると、このS字カーブが崩れてしまうのです。

腰痛を抱えていては絵手紙に集中できません。ある報告によると、腰痛や肩こりなどの不安があると仕事のパフォーマンスは約三〇%も低下するそうです。腰痛の不安を解消して絵手紙に集中するためには、正しい座り方を意識することが大切

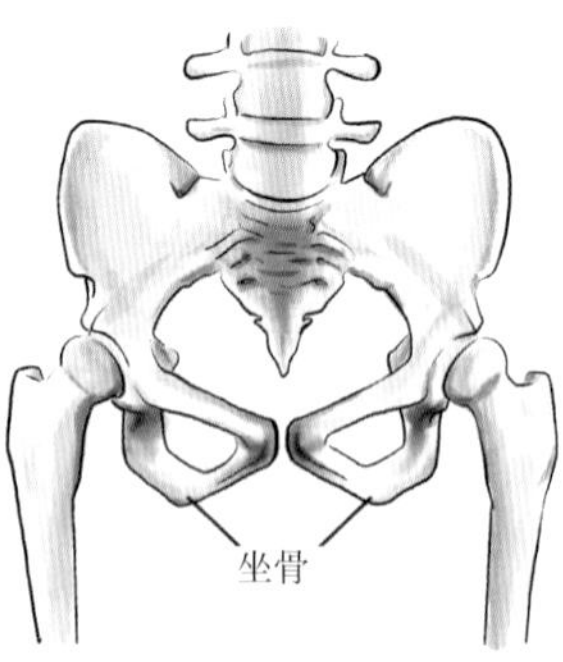

でしょう。では正しい座り方とはどのようなものでしょうか。

ポイントは「骨盤を立てる」ことです。まずお尻の下に両手を入れ、左右のお尻の中心部分にある出っ張った骨を探してください。そこが骨盤の坐骨です。坐骨が意識できたら、上半身の体重を上からかけましょう。そうすると骨盤が立った状態になります。骨盤が立てば脊柱の自然なＳ字カーブも保たれるでしょう。

正しく座れば腰にかかる負担は少なくなります。しかしどんなに正しい座り方をしても、長時間同じ姿勢を保ち続けるのは容易ではありません。腰への負担を軽くするためには、同じ姿勢をとり続けないことです。こまめに姿勢を変えたり、席を立ったりすることで対処してください。

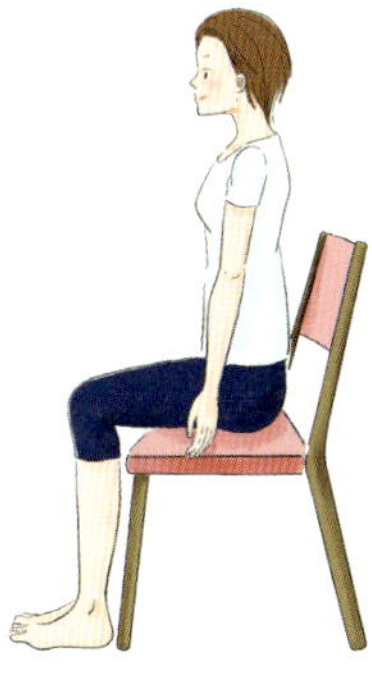

深く腰かけて
骨盤が立っている

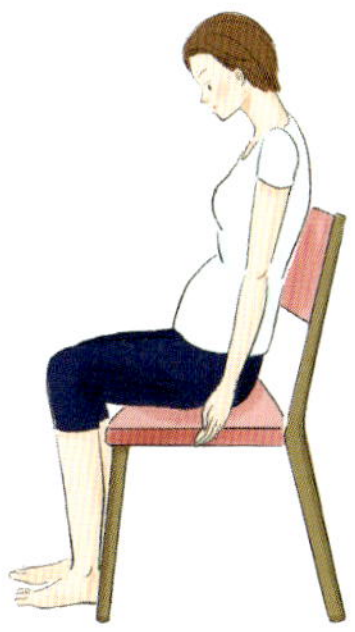

浅く腰かけて
骨盤が倒れている

3　ウォーキングに出かけよう

座りっぱなしの不活発な生活は万病のもと。そこで一日一回、ウォーキングに出かけてみてはいかがでしょうか。東京都健康長寿医療センター研究所の青柳幸利氏は、「一日八〇〇〇歩／中強度運動で二〇分」歩くことで万病を予防することを提唱しています。中強度の運動とは、なんとか会話ができる程度の速さで歩くことで、自覚的にはややきついと感じるレベルです。

もちろんひとそれぞれ体調は異なりますので、不調を感じたときには目標を下げることも大切です。また七十五歳以上の方も少し目標を下げてもよいかもしれません。

いずれにしても無理をしないようにしてください。

ウォーキングは脳にも良い影響を与えます。例えば歩くことによる筋肉の収縮は、血液循環を促し脳の活性化にもつながります。また最近の研究では、ウォーキングなどの有酸素運動をすることによって、脳神経細胞の成長を促す作用を持つ脳由来神経栄養因子という物質が増えることがわかってきました。この物質には記憶や学習を助ける働きがあるため、認知症や記憶力の低下を予防したり、学習能力を維持したりする効果が期待されています。

このようにウォーキングには諸々の効果がありますが、さらに頭を使いながら歩くことによって、認知症予防や転倒予防により効果があると言われています。頭を使いながら体を動かすといったように、二つの課題を同時に行うことをデュアルタスク（二重課題）トレーニングと言います。例えば二人でしりとりをしながら早歩きをするというのがそれにあたります。皆さんも絵手紙に添える言葉などを言い合いながら歩いてみてはどうでしょう。

4　ストレッチでリフレッシュ

デスクワークなどで同じ姿勢を続けていると、体にかかる負担と緊張は徐々に強くなっていきます。筋肉が緊張すると血流が滞り、乳酸などの疲労物質が蓄積してきます。そしてがんこなこりや痛みにつながってしまうのです。

絵手紙は一種のデスクワークです。根をつめて作業をしていると、体のあちこちがこってしかたがないという人も少なくないでしょう。首、肩、腰などがこっていては絵手紙に集中できません。そこでストレッチが役立ちます。ストレッチは体の柔軟性を高め、血液循環を改善し、そしてリラックス効果をもたらします。

ここではこりの解消に役立つ簡単なストレッチを紹介します。

ストレッチを行うときの注意点

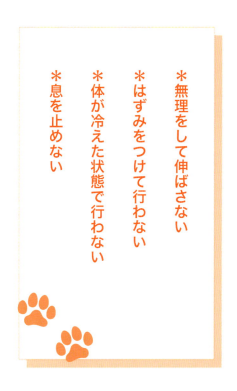

＊無理をして伸ばさない

＊はずみをつけて行わない

＊体が冷えた状態で行わない

＊息を止めない

①後頸部のストレッチ

頭を前に倒します。

首の後ろが伸びていることを感じながら行いましょう。

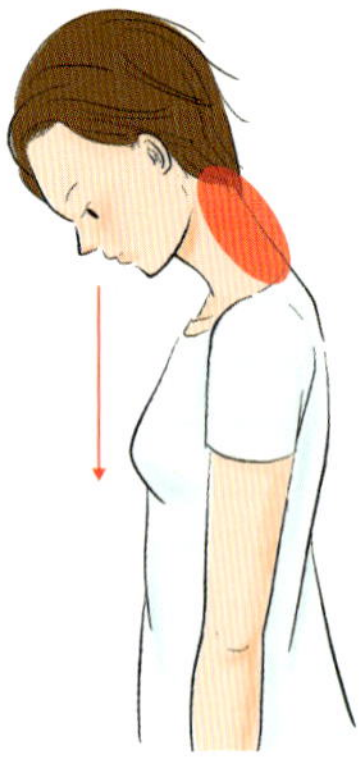

②側頸部のストレッチ

頭を横に倒します。
首の横が伸びていることを
感じながら行いましょう。

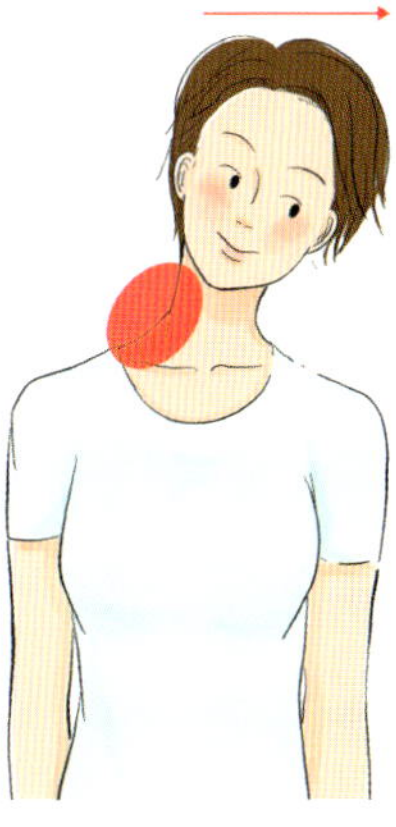

③胸部のストレッチ

壁に手をついて体をひねります。
胸部が伸びていることを
感じながら行いましょう。

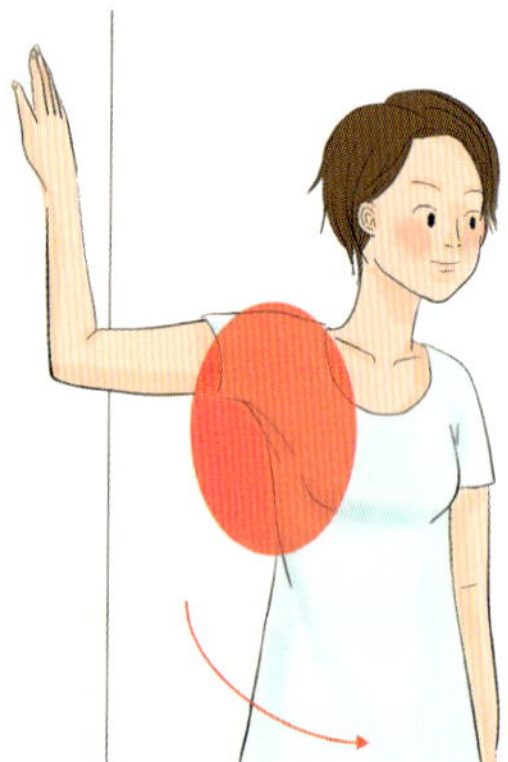

④肩甲骨周囲のストレッチ

背中を丸めながら両手を前に突き出す

肩甲骨周囲が伸びていることを感じながら行いましょう。

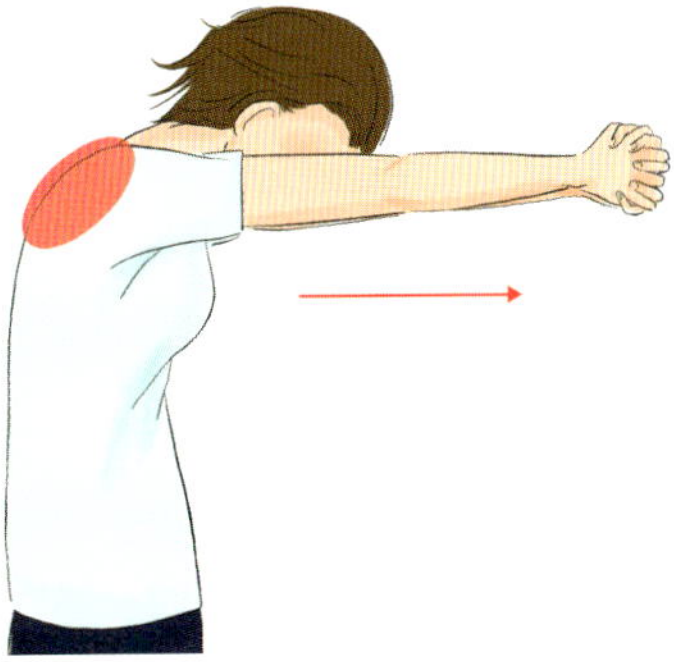

⑤前腕のストレッチ

片方の手のひらを上に向けたまま前に突き出します。もう片方の手で指をつかみ、手首を手前に曲げます。前腕が伸びていることを感じながら行いましょう。

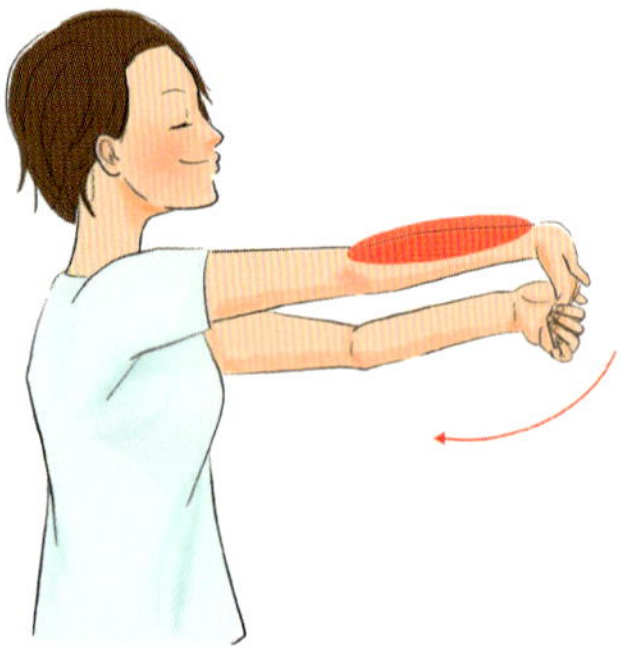

⑥臀部のストレッチ

椅子に腰かけ、片方の足をもう片方の太ももの上にのせます。
そのまま上半身を前に倒します。
足を組んだほうの臀部が伸びていることを感じながら行いましょう。

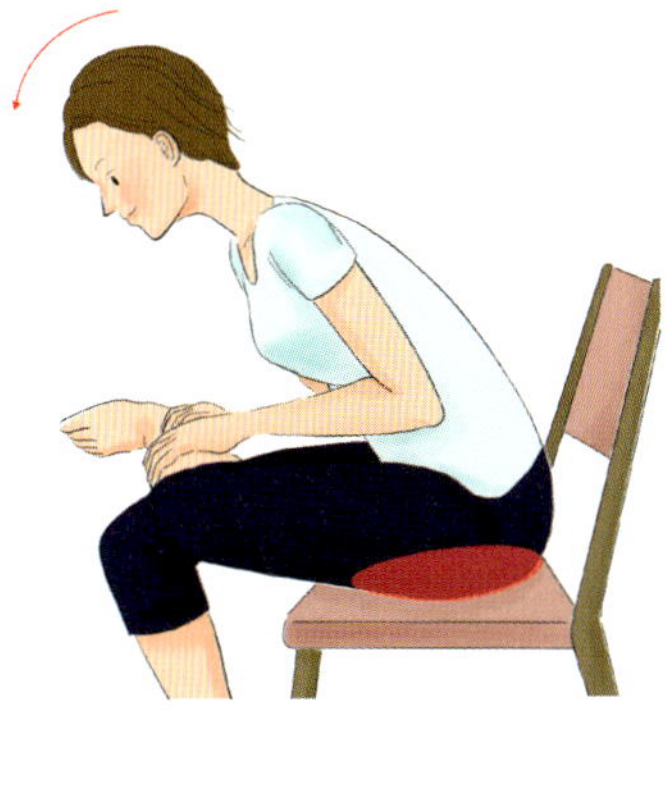

⑦太ももの裏のストレッチ

椅子に腰かけ、膝を伸ばしたまま片方の足を前に出します。伸ばしたほうの膝に手のひらをのせ、上半身を前に倒します。太ももの裏が伸びていることを感じながら行いましょう。

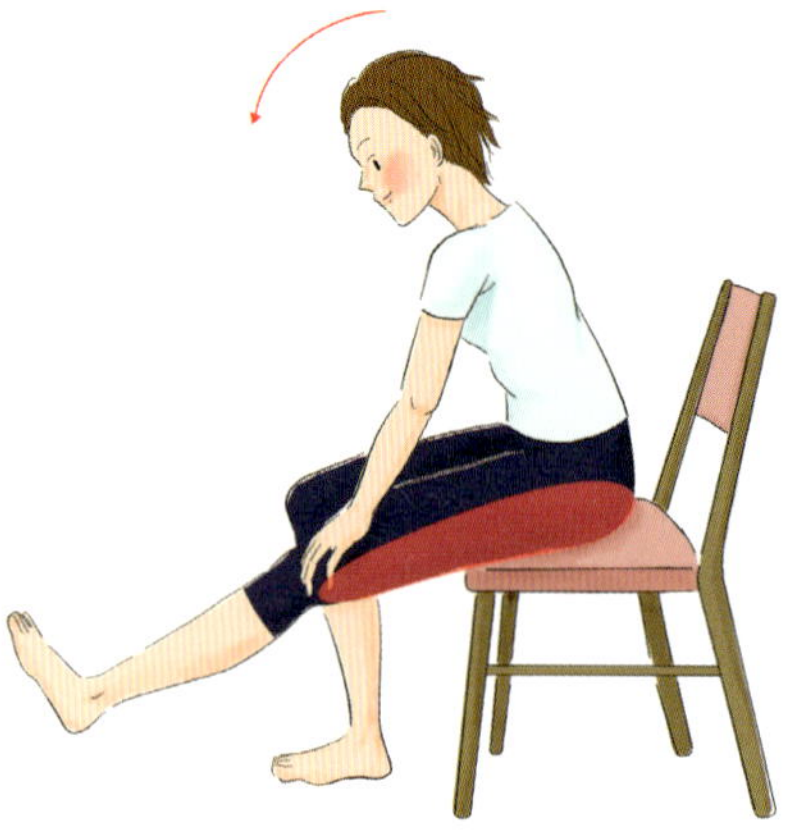

5　筋トレで気分をアップ

近年、認知症予防における筋力トレーニングの効果に注目が集まっています。なぜ筋力トレーニングが認知症の予防につながるのでしょうか。その理由として次のような点があげられます。

一つ目の理由は、筋力トレーニングによって運動神経、感覚神経が活発に使われると、脳に適度な刺激を送り続けることができます。そうすることによって、脳内の神経ネットワークは活発に活動し、認知機能を維持するうえで期待ができるというわけです。

二つ目の理由としては、筋力トレーニングによる転倒予防効果があげられます。人は加齢により筋肉量が減少していきますが、そうなるとしっかりと立ったり座ったりが難しくなってきます。そのうちに歩行障害を引き起こし、転んで骨折をしてしまうと、恐怖心が原因で閉じこもりになったり、不幸な場合は寝たきりになってしまうこともあります。

閉じこもりや寝たきりのような不活発な生活では、脳に十分な刺激が行きわたりません。そうすると徐々に認知症の症状が出始める危険があるのです。そのようにならないためには、筋力トレーニングでしっかりと足腰を鍛えておく必要があるでしょう。

三つ目の理由として、筋力トレーニングとうつとの関係があげられます。ある研究によれば、高齢期のうつが認知症のリスクである可能性を報告しています。それによると、高齢期でうつの人は、アルツハイマー型認知症で一・六五倍、脳血管性認知症で二・二五倍、全体で一・八五倍ほど認知症のリスクが高いと述べています。

認知症予防のためには、極力うつ状態に陥らないようにしたいものです。そこで期待されるのが筋力トレーニングです。多くの研究により、筋力トレーニングがうつ症状を軽減する効果があることが知られています。したがって、認知症のリスクとなるうつを遠ざけるためにも筋力トレーニングは有用ということになるでしょう。

筋力トレーニングをすれば、気分がアップして自分に自信が持てるようになります。そのような気分で絵手紙に取り組めば、きっと情緒に満ちあふれた「生きた」一枚ができあがるのではないでしょうか。無理のない範囲で始めてみてはいかがですか。

ここではその場でできる簡単な筋力トレーニングを紹介します。

筋力トレーニングを行うときの注意点

次ページ以下のトレーニングを
各 10 ～ 20 回行ってみましょう。

＊体調が悪いときは無理をしない
＊痛みがあるときは行わない
＊軽いストレッチをしてから始める
＊息を止めない
＊立って行うときには何かにつかまる

①壁腕立て伏せ

壁に向かって立つ。
肩幅に開いた手を壁につく。
体を一直線に保つように
して、胸を壁に近づける。
壁を押すようにしながら
肘を伸ばしましょう。

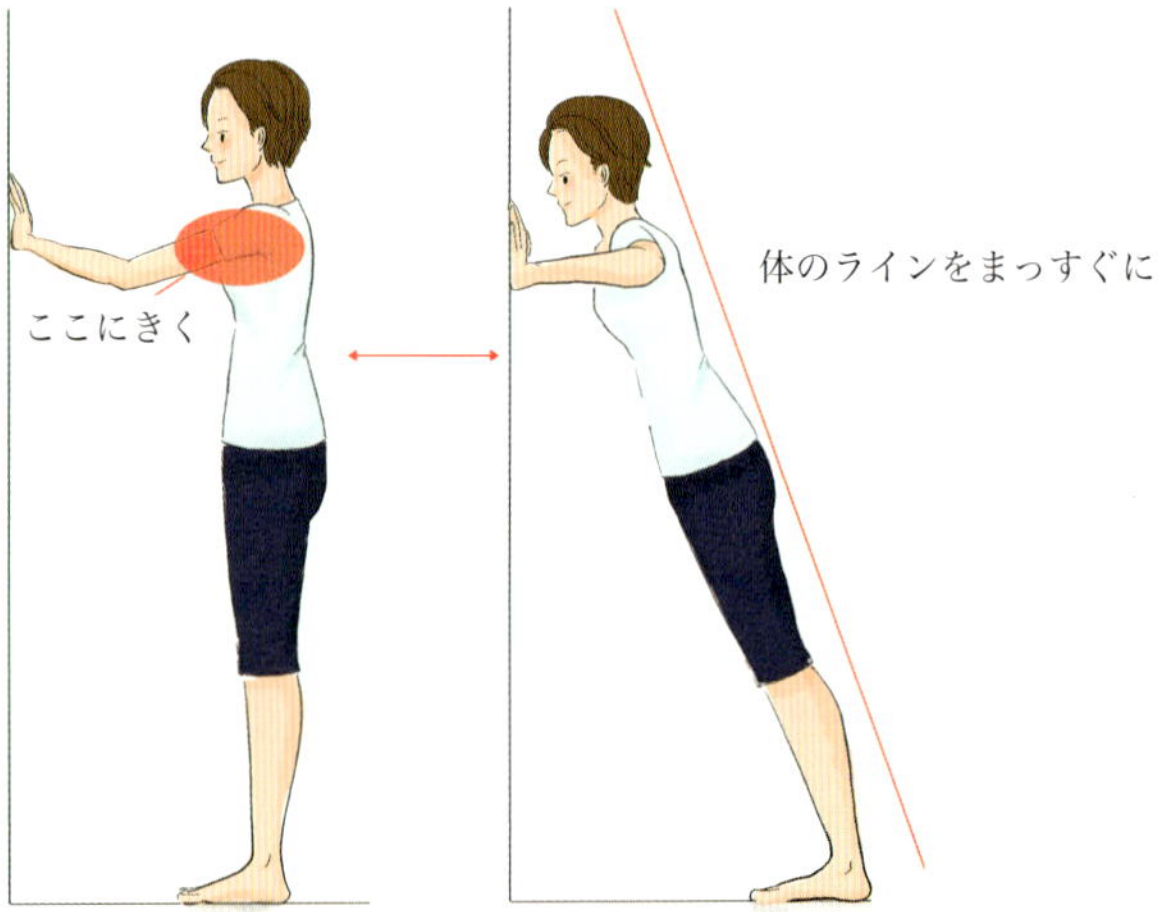

②太もも上げ

椅子に浅く腰かけて、片方の足を軽く前に出す。
前に出した足のつま先を上げる。
つま先を上げた足をゆっくりと持ち上げ、太ももを胸に近づける。
ゆっくり元へ戻しましょう。

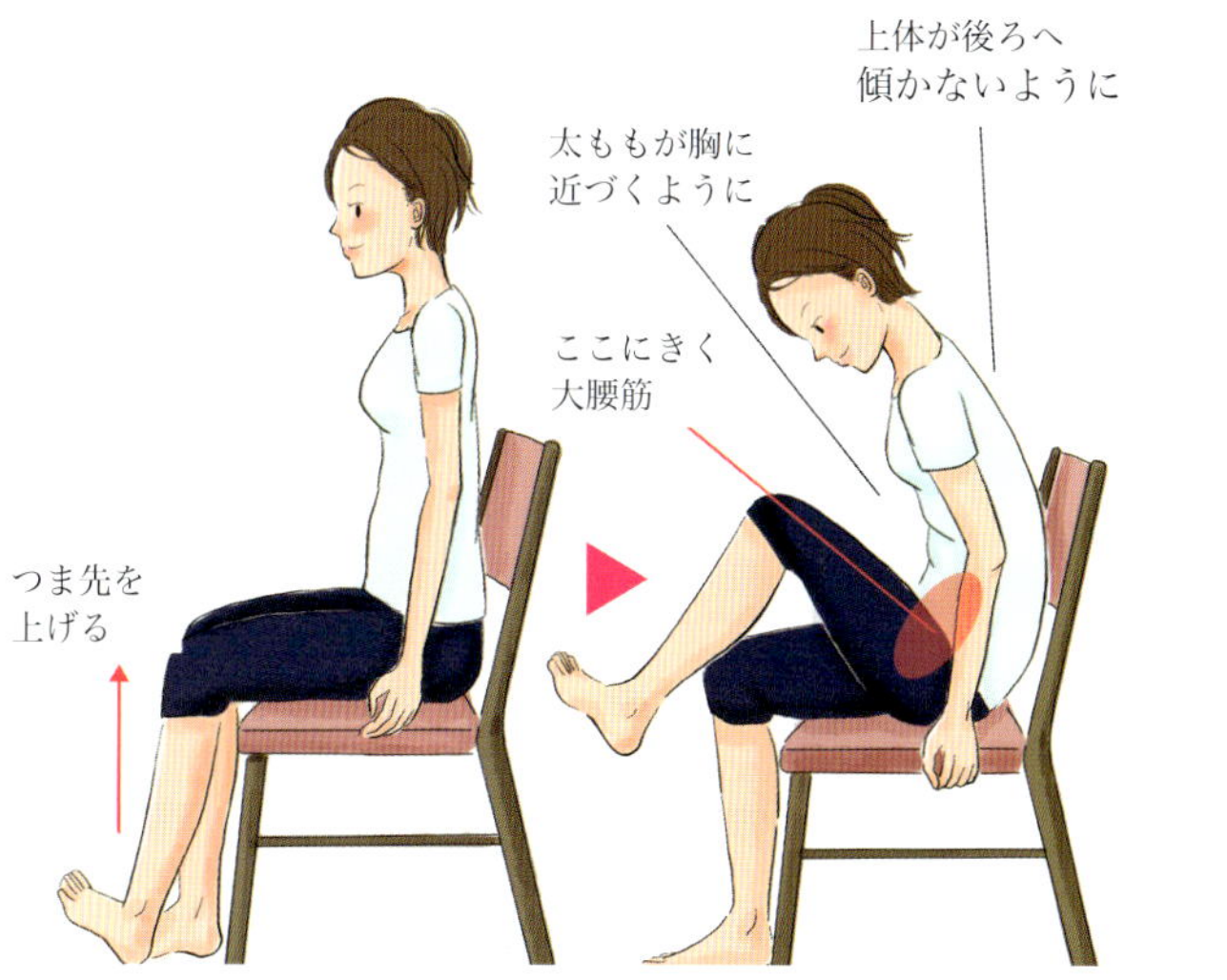

③足の横開き

安定した椅子の
背もたれを持って立つ。
片方の足を横に開く。
このときつま先が外に
向かないように注意しましょう。

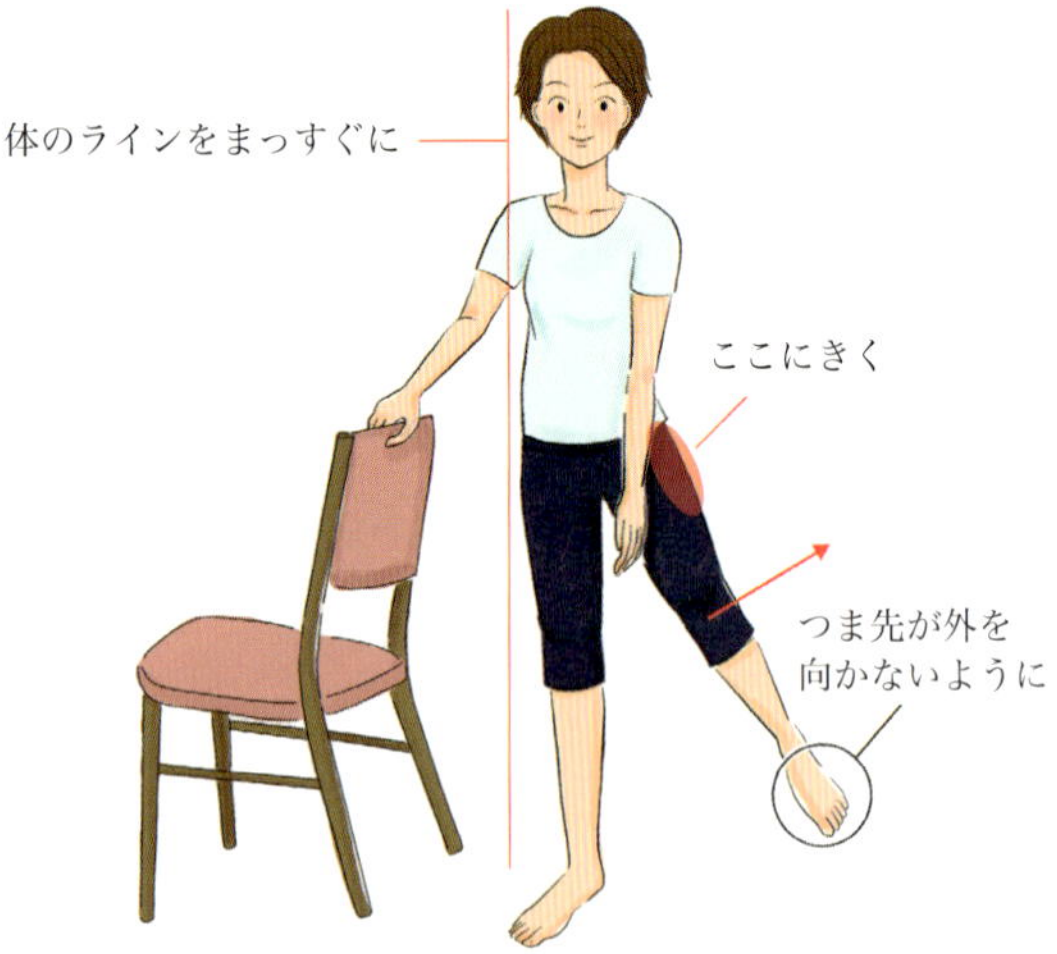

④スクワット

両足を肩幅程度に開いて立つ。
両手で安定した椅子の
背もたれをしっかりと持つ。
背筋を伸ばした状態で、お尻を
後ろへ突き出すようにしながら
五秒かけて膝を曲げていく。
九〇度近くまで曲げたら
五秒かけて立ち上がりましょう。

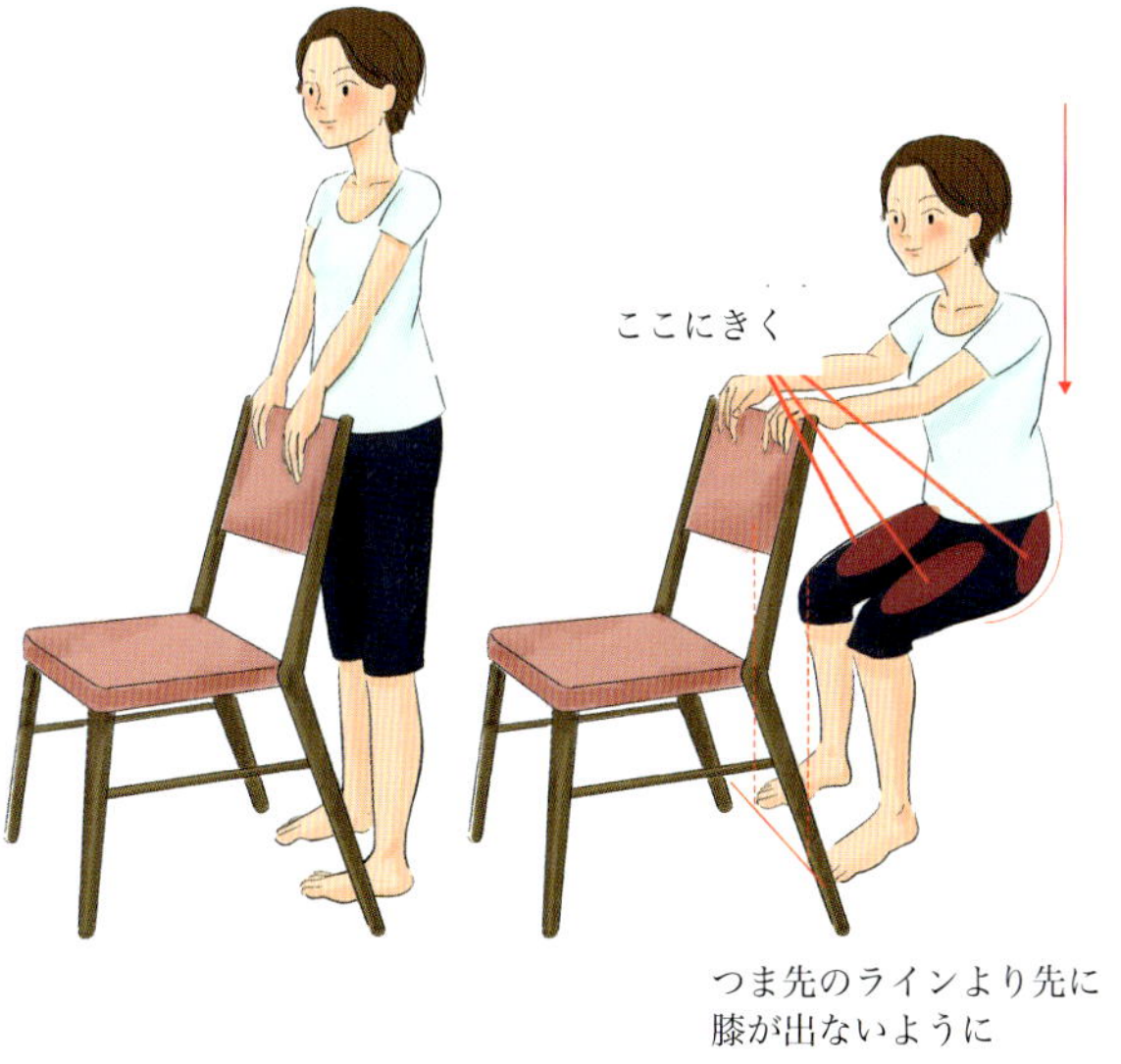

⑤**かかと上げ**

両足を肩幅程度に開いて立つ。
両手で安定した椅子の
背もたれを
しっかりと持つ。
ふくらはぎを引き締めながら
かかとを上げる。
かかとを上げきったら、
少しの間停止させる。
ゆっくりとかかとを下げましょう。

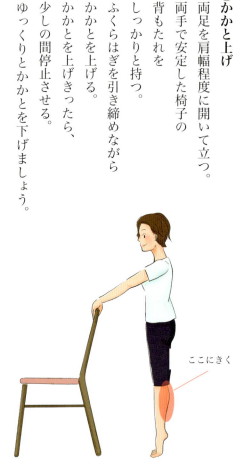

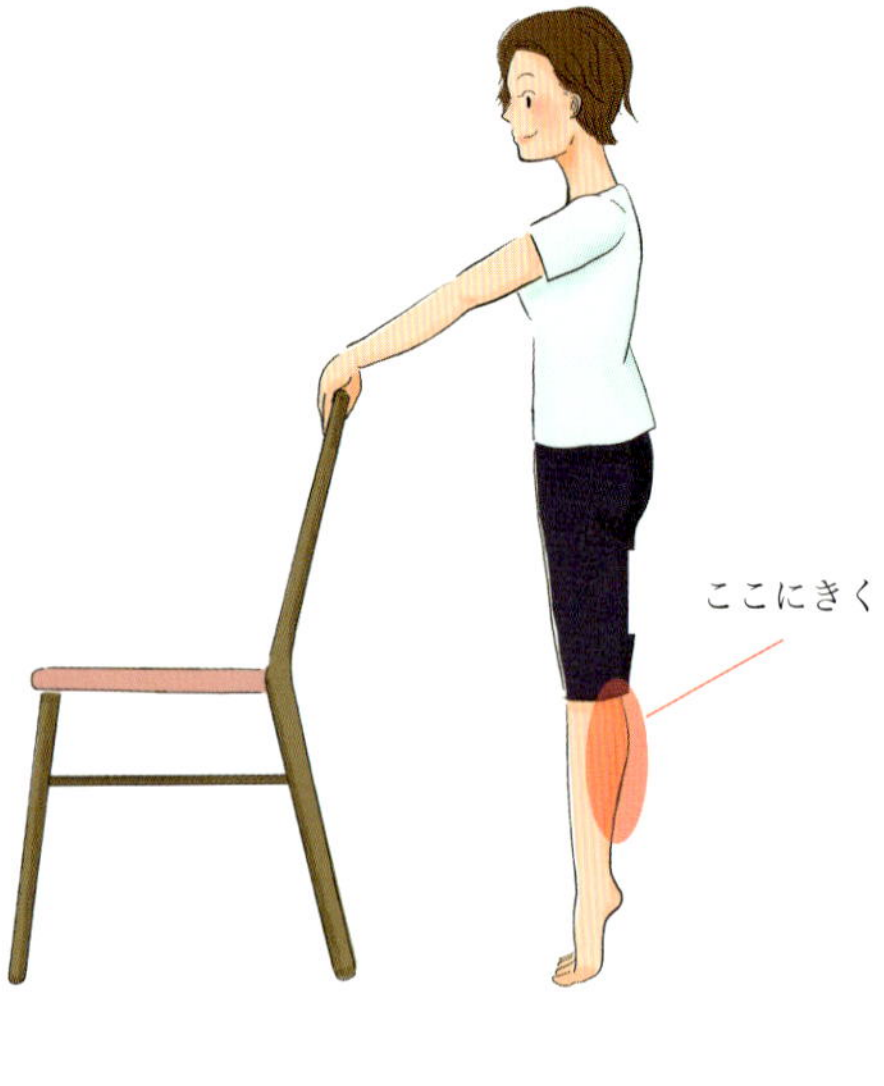

おわりに

平成最後の秋、私は認知症予防講座の講師として北海道幕別町に招かれました。かの地は帯広駅から車で二〇分ほどのところにあり、「パークゴルフとナウマン象のまち」としてアピールしています。

さて無事に講演が終わり、帰りの飛行機の時間まで余裕があったので、帯広駅周辺を散策することにしました。そこで最初に向かったのが「六花亭」。マルセイバターサンドで有名なあのお店です。帯広に本店があるということなので、甘党の私は喜々として足を運んだのです。

店内はたくさんのお菓子であふれており、まさに幸せ空間といった感じなのですが、私の目はなぜかお菓子のパッケージにくぎ付けになってしまいました。それというのも六花亭のお菓子のパッケージには、絵手紙風の絵が描かれているものが多くあるからです。

六花亭の包装紙や紙袋、そしてパッケージには北海道ゆかりの草花の絵がたくさん使われています。どの絵もみな風合いがあって、そのままはがき大のサイズに切り取ればすぐにでも絵手紙になりそうです。お菓子そのものよりもパッケージの絵に心を寄せている自分に気づいたとき、「あー、これも絵手紙の魅力なのかぁ」と感心したことを覚えています。

絵手紙は多くの人の心をとらえます。また多くの人が気軽に始められる素晴らしい活動です。本書はこの魅力ある絵手紙が、いかに認知機能をフル活用するものであるかについて述べてきました。そして絵手紙を継続することが、認知症を予防する一助となる可能性について解説してきました。

ここまでお読みくださいました方の多くは、もうすでに絵手紙を始めていることと思います。そしてこれからも心豊かに絵手紙を楽しまれることでしょう。その際はぜひ本書で提案した26のポイントを実行してみてください。（もちろん、これから始めようと思っている方も同様です。）知識だけでは認知症は予防できません。実行するからこそ効果が期待できるのです。小さな心がけが知らず知らずのうちに認知症を遠ざけてくれるかもしれません。そう、あとはあなた次第なのです。

認知症は長い年月をかけて徐々に進行していきます。したがって予防策を講じるのに早すぎるということはありません。思い立ったが吉日です。絵手紙力で認知症を予防しましょう。

最後になりましたが、本書の出版にあたり、ご尽力くださいました郵研社の登坂和雄氏に感謝申し上げる次第です。

二〇一九（平成三十一）年三月

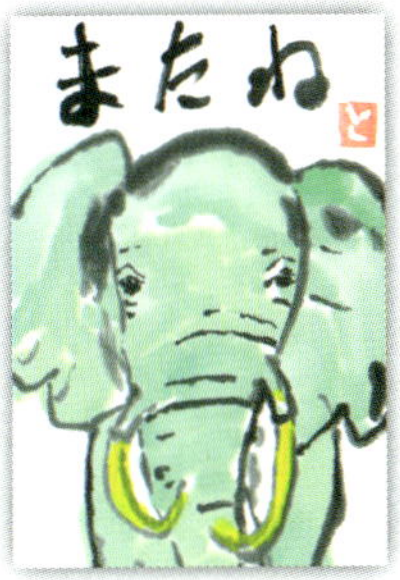

結城俊也

doi: 10.1212/01.wnl.0000436620.33155.a4. Epub 2013 Nov 6.
Tatsuno Y, Sakai KL. Language-Related Activations in the Left Prefrontal Regions Are Differentially Modulated by Age, Proficiency, and Task Demands. Journal of Neuroscience. 2005, 25 (7), 1637-1644.
Sakai KL, Nauchi A, Tatsuno Y, et al. Distinct roles of left inferior frontal regions that explain individual differences in second language acquisition.Human Brain Mapping. 2009, 30(8), 2440-2452.
doi: 10.1002/hbm.20681.

第4章

岡浩一朗 .「座りすぎ」が寿命を縮める . 大修館書店 , 2017
青柳幸利 . あらゆる病気を防ぐ「一日8000歩・速歩き20分」健康法 : 身体活動計が証明した新健康常識 . 草思社 , 2013
Morais VAC, Tourino MFDS, Almeida ACS, et al. A single session of moderate intensity walking increases brain-derived neurotrophic factor (BDNF) in the chronic post-stroke patients. Topics in Stroke Rehabil. 2018, 25(1), 1-5.
doi: 10.1080/10749357.2017.1373500. Epub 2017 Oct 27.
Diniz BS,et al: Late-life depression and risk of vascular dementia and Alzheimer's disease: Systematic review and meta-analysis of community-based cohort studies.
The British Journal of Psychiatry. 2013, 202(5), 329-335.
doi: 10.1192/bjp.bp.112.118307.

畑野相子．笑いが脳の活性化に及ぼす影響（研究ノート）．人間看護学研究．7, 37-42,2009.

増田彰則，野添新一，成尾鉄朗，他．健常成人男性におけるＮＫ細胞活性と心理・行動特性、ストレス対処行動、慢性疲労の関係について．心身医学．35(5), 383–390, 1995.

長尾夫美子．ストレスと NK 活性．臨床麻酔．21(4), 571–579,1997.

伊丹仁朗，昇幹夫，手嶋秀毅．笑いと免疫能．心身医学．34(7), 565–571,1994.

吉野槇一．笑いとユーモアの精神医学　笑いの治癒力－脳内リセット理論に基づいて．臨床精神医学．32(8), 953-957,2003.

吉野槇一，中村洋，判治直人，他．関節リウマチ患者に対する楽しい笑いの影響．心身医学．36(7), 559–564,1996.

Fowler JH1, Christakis NA. Dynamic spread of happiness in a large social network: longitudinal analysis over 20 years in the Framingham Heart Study. BMJ 2008; 337
doi: https://doi.org/10.1136/bmj.a2338

松村道一（編集），小田伸午（編集），石原昭彦（編集）．脳百話－動きの仕組みを解き明かす．市村出版，2003

Järveläinen J, Schürmann M, Avikainen S, et al. Stronger reactivity of the human primary motor cortex during observation of live rather than video motor acts.Neuroreport. 2001, 12(16), 3493-3495.

Nawijn J, Marchand MA, Veenhoven R, et al. Vacationers Happier, but Most not Happier After a Holiday. Applied Research in Quality of Life. 2010, 5(1), 35-47.

Alladi S1, Bak TH, Duggirala V,et al. Bilingualism delays age at onset of dementia, independent of education and immigration status. Neurology. 2013, 81(22), 1938-1944.

「国際学力テスト 語彙不足に警鐘 読解力低下で専門家」毎日新聞，2016年12月6日
サミュエル・ライダー．ボケないための、五・七・五．筑摩書房，2014
苧阪直行（編著）．社会脳シリーズ7 小説を愉しむ脳：神経文学という新たな領域．新曜社，2014
川島隆太，安達 忠夫．脳と音読．講談社，2004
志村尚夫(監修)，天道佐津子(監修)，天道 佐津子(編著)．読書と豊かな人間性の育成・改訂版．青弓社，2011

第3章

内閣府：平成30（2018）年版『高齢社会白書』
http://www8.cao.go.jp/kourei/whitepaper/w-2018/zenbun/30pdf_index.html
「ＭＣＩを知れば認知症にならない」日本経済新聞，2015年5月26日
Livingston G et al. Dementia prevention, intervention, and care. Lancet. 2017 ;390(10113):2673-2734.
doi: 10.1016/S0140-6736(17)31363-6. Epub 2017 Jul 20.
「社会的つながり多い高齢者、認知症リスク46%減　国立長寿医療研究センターが研究結果」日本経済新聞，2017年11月23日
Diniz BS, et al.Late-life depression and risk of vascular dementia and Alzheimer's disease; Systematic review and meta-analysis of community-based cohort studies. The British of journal Psychiatry. 2013, 202(5), 329-335.
doi: 10.1192/bip.bp.112.118307
大平哲也・今野弘規・立花直子・佐藤真一．不安・緊張に対する笑いの効果についての研究・森田療法の予防医学への応用に関する検討．メンタルヘルス岡本記念財団研究助成報告集．15, 19-22,2004.

with basic assumptions of formal learning theory. Nature. 2001, 412(6842), 43-48.

Fiorillo CD, Tobler PN, Schultz W. Discrete coding of reward probability and uncertainty by dopamine neurons. Science. 2003, 299(5614), 1898-1902.

第２章

石川九楊．日本語とはどういう言語か（講談社学術文庫）．講談社，2015

日本医師会意見広告「今日からできる がんばらない健康法。」
http://dl.med.or.jp/dl-med/etc/iken/20180302_koukoku.pdf

吉田甫，玉井智，大川一郎，他．音読と簡単な計算の遂行による介入が認知症高齢者の日常生活動作におよぼす影響．立命館人間科学研究 .18, 23-32,2009．

ジェイ・イングラム，桐谷知未訳．記憶が消えるとき－老いとアルツハイマー病の過去、現在、未来．国書刊行会，2015

Mueller PA, Oppenheimer DM. The pen is mightier than the keyboard: advantages of longhand over laptop note taking. Psychological Science. 2014, 25(6), 1159-68.

Berninger, V. “Evidence-Based, Developmentally Appropriate Writing Skills Kto5: Teaching the Orthographic Loop of Working Memory to Write Letters So Developing Writers Can Spell Words and Express Ideas.” Paper Presented at Handwriting in the 21st Century?: An Educational Summit, Washington, D.C., January 23, 2012.
https://www.hw21summit.com/media/zb/hw21/files/H2948_HW_Summit_White_Paper_eVersion.pdf

轡田隆史．頭の良くなる「短い、短い」文章術－あなたの文章が「劇的に」変わる！三笠書房，2005

参考文献

第1章

磯部錦司 . 子どもが絵を描くとき . 一藝社, 2006

中原佑介 (編著). ヒトはなぜ絵を描くのか. フィルムアート社, 2001

日本臨床美術協会 (編集). 臨床美術のすすめ－よくわかるだれでも学べる 脳の活性化と痴ほうの予防・改善に！日本地域社会研究所 ; 普及版 , 2004

林成之 . 脳力開発マップのススメ 凄い才能を自分で創る (生活人新書). ＮＨＫ出版 , 2009

岩田誠 . 見る脳・描く脳－絵画のニューロサイエンス . 東京大学出版会 , 1997

齋藤亜矢 .　ヒトはなぜ絵を描くのか－芸術認知科学への招待 (岩波科学ライブラリー). 岩波書店 , 2014

セミール ゼキ , 河内十郎訳 . 脳は美をいかに感じるか－ピカソやモネが見た世界 . 日本経済新聞社 , 2002

布施英利 . 構図がわかれば絵画がわかる (光文社新書). 光文社 , 2012

中村伸子 , 栗原トヨ子 . ぬりえを認知症スクリーニング評価に応用する可能性に関する探索的研究—介護老人保健施設女性入所者の作品分析から . 作業療法 . 2007, 26(1), 22-31.

久保田競 . 手と脳　増補新装版 . 紀伊國屋書店 , 2010

池谷裕二 . 脳はなにかと言い訳する－人は幸せになるようにできていた !? (新潮文庫). 新潮社 , 2010

Hollerman JR, Schultz W.　Dopamine neurons report an error in the temporal prediction of reward during learning.　Nature Neuroscience. 1998, 1(4), 304-309.

Waelti P, Dickinson A, Schultz W. Dopamine responses comply

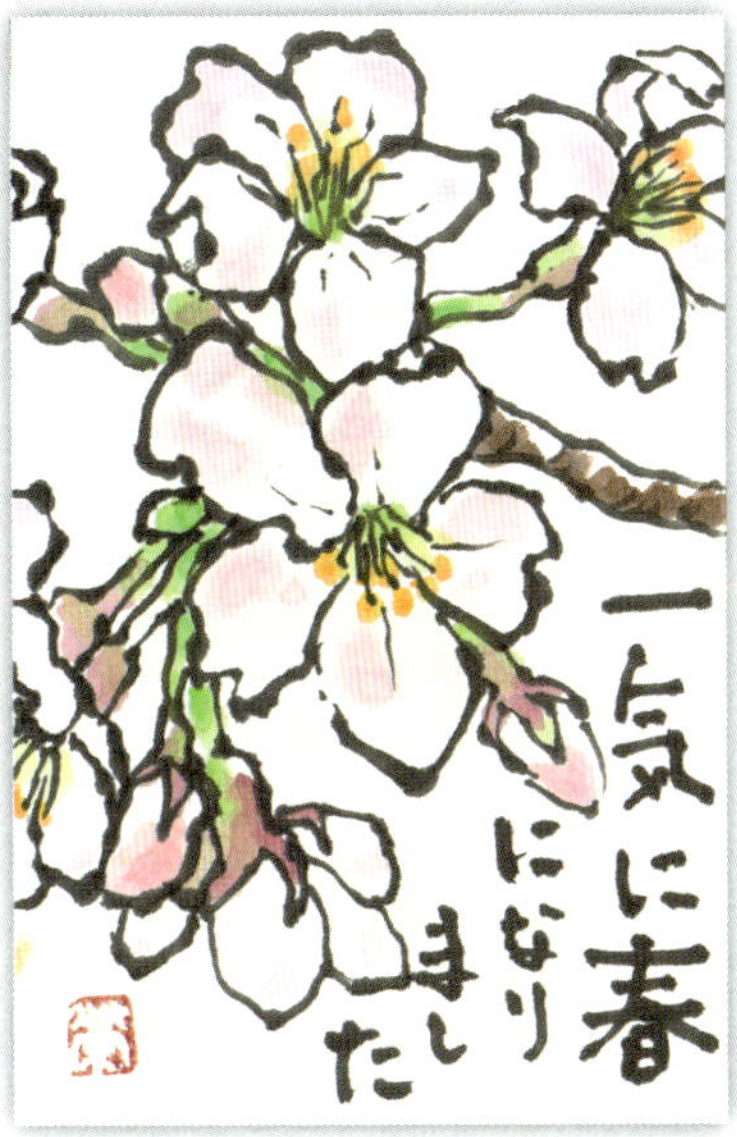
一気に春
になり
ました

毎月『月刊絵手紙』で最新情報をお届けします

〝「手がき」だからこそ、伝わる想い〟をコンセプトにした専門誌『月刊絵手紙』。絵手紙を楽しむだけでなく、生き方のヒントとなる情報が満載です。

〈定価〉1冊822円（税込・送料別途100円）
定期購読料8700円（1年間12冊、税込・送料無料）
＊2019年4月現在の価格

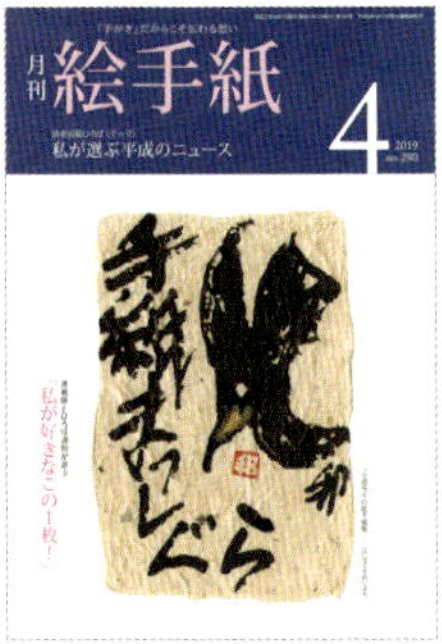

『月刊絵手紙』2019年4月号
B5判

「絵手紙通信講座」もあります

「教室に通うのは難しい」「自分のペースで進めたい」……そんなかたにおすすめです！　自宅で楽しみながら学んでみませんか。

◆「基礎コース」「自由コース」「交流コース」（各5回・10回）
＊無料パンフレットをご希望のかたは下記へお申込みください。

あなたの街の絵手紙教室をご紹介します

お住まいの地域の絵手紙教室をご紹介します。
（協会に登録がない地域もございます。予めご了承ください）

絵手紙のことならなんでもお問合せください

一般社団法人 日本絵手紙協会

〈著者プロフィール〉

結城俊也（ゆうき　としや）

1966年生まれ。国際医療福祉大学大学院医療福祉学研究科保健医療学博士課程修了。専門理学療法士（神経）・博士（医療福祉学）。
23年間、千葉中央メディカルセンターに勤務。主に中枢神経系疾患、整形外科疾患を中心に担当する。また老人保健施設、特別養護老人ホームにおいてリハビリテーション技術指導も行う。その間、千葉県医療技術大学校非常勤講師、千葉県高齢者総合相談センター専門相談員等を務める。現在、障害者施設に勤務しながら各地で健康医療講座を開催している。
主な著書に『認知症予防におすすめ図書館利用術－フレッシュ脳の保ち方』『リアル脳卒中』『リハビリのプロがすすめる健康寿命を延ばす1000冊』などがある。

表紙デザイン　Ma-Yu-Ya-Ta-Ke
本文イラスト　風間 花奈
編集協力　全国各地で活躍の絵手紙愛好家

認知症予防《にんちしょうよぼう》は絵手紙《えてがみ》で！
～頭がさえる 26 のポイント～

2019 年 4 月 27 日　初版第 1 刷発行
2019 年 7 月 27 日　初版第 2 刷発行

著　者　結城　俊也　ⓒ TOSHIYA　Yuki
発行者　登坂　和雄
発行所　株式会社　郵研社
〒 106-0041　東京都港区麻布台 3-4-11
電話（03）3584-0878　FAX（03）3584-0797
ホームページ http://www.yukensha.co.jp
印　刷　モリモト印刷株式会社

ISBN978-4-907126-22-3　C0047
2019 Printed in Japan
乱丁・落丁本はお取り替えいたします。